W9-BVC-618

COLLECTION FOLIO

Laure Adler

À ce soir

Gallimard

© Éditions Gallimard, 2001.

Historienne et journaliste, Laure Adler a publié plusieurs ouvrages sur l'histoire des femmes, notamment *À l'aube du féminisme*, *Secrets d'alcôve*, *L'amour à l'arsenic*, *La vie quotidienne dans les maisons closes* et *Les femmes politiques*.

Elle est directrice de France-Culture depuis 1998 et a reçu le prix Femina de l'Essai 1998 pour *Marguerite Duras*.

La colombe légère qui, dans son libre vol, fend l'air dont elle sent la résistance pourrait s'imaginer qu'un espace vide d'air lui réussirait mieux encore.

Emmanuel Kant,
Critique de la raison pure.

Silence de la fin de l'aube. De l'autre côté de la grand-route, commence le chemin des Masques. Les lauriers puisent de l'eau sale dans le canal et s'entremêlent.

Le camion décidément n'arrive pas à tourner. Il fait encore une manœuvre pour reculer. Je m'arrête. Il s'élance de nouveau. Devant moi, la station-service avec sa petite étoile rouge Texaco. À gauche je vois distinctement un homme ouvrir un magasin de graines et de canisses. Il marche à petits pas et semble encore tout ensommeillé. Une légère brume de chaleur monte des bas-côtés. Le garagiste, qui fait aussi office de boulanger, n'a pas encore levé son rideau de fer. Personne sur la route, à l'exception de cette grosse libellule de camion que je vais bientôt doubler.

Je passe la première, mets mon clignotant, appuie.

J'entends le hurlement. Ne vois rien, mais comprends que c'est la fin. Tout devient blanc. À l'intérieur, je sens une liquéfaction comme si refluait le sang et que la masse de mon corps, d'habitude si rigide, s'écoulait. Une douceur inhabituelle s'empare de moi. Suit une sensation d'abandon délicieuse.

Je sais que je consens. Je lâche tout. M'étonne simplement que cette chose-là — à laquelle j'ai tant pensé — surgisse maintenant, dans cette lumière d'une journée qui commence.

Le type a stoppé sur le bas-côté. Moi, je suis toujours immobilisée au milieu du carrefour. Tétanisée. Il s'avance vers moi. Veste à carreaux, santiags, jean. Il commence à hurler tout en essayant d'ouvrir la portière. Je vois bien que son visage est déformé par la haine. J'appuie sur tous les boutons en même temps, dans l'espoir de déclencher la fermeture automatique.

J'entends le déclic. Je suis sauvée. Il crie très fort. Il hurle des injures à s'en étrangler. C'est le sort, en tout cas, qu'il voudrait me réserver, à en croire le geste qu'il répète mécaniquement.

Je ne bouge toujours pas, les mains sur le volant. Je fixe le feu devant moi qui clignote.

Il vient de changer de tactique. Il monte sur le capot de la voiture, tape sur la vitre avec les semelles de ses bottes. Je vois les fers distinctement, à la hauteur de mon front.

Je ne sais même pas si j'ai peur. Je me dis qu'il va parvenir à ses fins, qu'il va me massacrer, comme il me le promet. J'ai l'impression que mon sang ne circule plus à l'intérieur de mon corps. Puis il se met à genoux, en face de moi, et crie, à plusieurs reprises : «On a failli mourir...»

C'est peut-être ce constat qui l'a désarmé. Il est reparti sans se retourner, comme s'il voulait me fuir ; il a brûlé le feu rouge.

J'ai remis le contact. À la fourche, j'ai entendu un coq chanter. Le vent s'était calmé. Je suis partie vers la ville, travailler comme si rien ne s'était passé. La journée s'est bien déroulée, mieux que je ne pensais. J'ai joué mon rôle, celui en tout cas qu'on attendait de moi : peu importe si, ce jour-là, il était tenu par un double de moi-même. Depuis longtemps, je savais que la déchirure était irréparable.

Ce non-événement de l'accident me hanta toute la journée. C'était comme s'il était d'autant plus réel qu'il n'avait pas eu lieu. Je me surpris, plusieurs fois, à me toucher le visage pour enlever des échardes de verre et arrêter tout ce sang qui coulait.

À la nuit tombée, je suis rentrée à la maison. Je n'ai rien dit. Pourquoi parler de quelque chose qui n'a pas existé ?

Au moment de prendre le bain, j'ai enlevé ma montre, une montre offerte par l'homme que j'aime et où l'artiste a inscrit sur le cadran, en demi-cercle, *À ce soir*. J'ai constaté que le cadran était totalement embué. On dit que la peur crée des sécrétions toxiques. *À ce soir* était comme effacé. La date, elle, était bien visible.

Treize juillet. Dix-sept ans après la mort de Rémi.

Le texte qui suit s'est imposé à moi juste après. Il a surgi de la nuit.

Je cours comme d'habitude. Je cours toujours parce que je suis en retard. Partout, tout le temps. Ces légers retards, cette non-coïncidence permanente, ce sentiment de décalage ne me déplaisent pas, bien au contraire. Je m'arrange même pour n'être jamais à l'heure. Un véritable sport, plus difficile qu'il n'y paraît. Je cours depuis l'adolescence. Exactement depuis le moment où, incapable de quitter ma meilleure amie, j'arrivais toujours haletante à la maison. Tout était déjà commencé : les baisers, la conversation, le repas. Comme si tout était joué. À l'extérieur, je me plaçais. J'éprouvais le sentiment, depuis la haute enfance, que tout était définitivement tramé. Je l'acceptais. Mieux, je le souhaitais sans doute, puisque je surgissais toujours après, une fois que les choses étaient déjà terminées. J'avais même appris à pratiquer le retard comme un art.

Je sors donc de l'autobus en courant, franchis les doubles portes vitrées. Je suis en retard, monsieur, laissez-moi passer, non je n'ai pas mon badge, je n'ai jamais eu de badge mais je travaille dans cette maison depuis douze ans, vous me connaissez... L'ascenseur arrive. Je m'échappe.

Il m'attend devant la porte. Bien plus tard, j'apprendrai qu'aux trois portes que j'étais susceptible d'emprunter des personnes étaient postées. Je me souviendrai longtemps de son regard absent, de sa manière là, devant les toilettes, de me dire que non, il ne fallait pas que je reste ici, que je devais partir tout de suite, que c'était grave, très grave.

Je ne comprends rien à ce qu'il me dit. Je le connais depuis longtemps. Il n'a pas l'habitude d'utiliser les mots pour dire les choses. Il lance plutôt quelques filets, n'a pas envie qu'on lui réponde, est réputé pour faire quelquefois des aphorismes géniaux au beau milieu de plaisanteries assez vulgaires. Donc j'ai de bonnes raisons de ne pas prêter beaucoup d'attention à ce qu'il tente de formuler.

Je continue à avancer vers le bureau. Viens avec moi. Je lui demande de m'accompagner. C'est alors qu'il stoppe mon élan, me prend par le bras violemment et me dit, droit dans les yeux : Ça va mal, très mal, ton fils. Rentre chez toi tout de suite.

Blancheur du lait, galets qui s'entrechoquent, hurlement des trains la nuit dans la maison des grands-parents… Je ne pense rien. Je ne suis rien. Je ne veux pas savoir. Je suis une pierre qui tombe, un arbre qu'on vient d'abattre, une friche de terre offerte à la herse du tracteur… Je ne suis plus rien. Mais le je pourtant demeure, flottant, indécis, bruyant, monstrueux. Il m'oblige à continuer à avancer dans le flux des choses, il tisse devant moi l'assemblage que constitue la réalité. Il porte encore mon corps. À mon insu, il m'ordonne encore de respirer. Mais c'est déjà fini. Le souffle est en train de se modifier. Il sourd de la cave qu'est devenu mon corps, il monte lentement en faisant du mal. Souffle de la vie ? Il déchire vers le haut. Comment sort-il ? Je n'ai plus de visage. Je suis une masse indistincte, lourde, encombrante. J'ai la sensation de devenir énorme, comme si la douleur gonflait les tissus.

Il est toujours devant moi, silencieux. Il m'ordonne de le suivre. J'obéis. Je deviens dès lors un fantôme d'être, une entité passive, quelqu'un qui aimera obéir. J'abandonne l'armure de l'individu. J'obéirai au destin. J'effacerai l'idée même de l'existence de la révolte.

Il me fait traverser le carrefour au mépris de toutes les règles. Il hurle au chauffeur : Conduisez vite. Il claque la portière, me laisse seule.

Bleus, les yeux. Bleue, la nuit avec lui. Bleu, le drap de son lit. Bleue, la boîte à musique au-dessus de son lit. Bleue, la couverture du lit de la grande chambre où, entre son père et sa mère, il aimait, tôt le matin, se caler entre les oreillers, riait quand il tombait, tirait les cheveux, mettait ses doigts dans la bouche.

Ça salivait. La mère aussi salivait de plaisir, s'approchait de son cou, bavante, bavouillante, enfonçait ses lèvres dans le cou crémeux, tendre, si tendre, là, juste en dessous de l'oreille, à l'endroit où la veine se dessine. Elle écrasait, en faisant un bruit obscène, ses lèvres sur les replis de sa chair au tout début du dos et l'enfant riait et il bougeait la tête vite, de plus en plus vite, enjoignant ainsi à la mère l'ordre de recommencer avec l'espoir que cela ne s'arrêterait jamais. Un borborygme accompagnait ce jeu. Émis par la mère il avait pour fonction de clôturer le rite. Mais l'enfant fermait les yeux, immobile, connaissant la suite. Les lèvres de la mère descendaient alors sur la poitrine — mon Dieu toutes ces veines, pourquoi sont-elles si apparentes ? — se demandait-elle, chaque fois inquiète de la transparence du corps de son fils, de la blancheur légèrement striée de rose de son ventre ; mais elle s'en voulait de se faire des idées aussi bêtes, qui ne faisaient que l'effleurer puis qui disparaissaient, et elle reprenait ses caresses, tous deux enlacés, étourdis par tant de chaleur, de sons gazouillés, de partage de salives.

Lui, dehors sur son corps à elle, mais si proche, comme s'il était encore dans elle, mais hors d'elle, évidemment, puisqu'il était à côté d'elle, cet enfant pas encore enfant mais plus déjà bébé.

Il sera grand et fort. Regardez, il est bâti comme

un athlète. C'est ce qu'avait dit le pédiatre la veille au soir, quand il l'avait examiné pour la visite obligatoire mentionnée dans le carnet de santé. Et l'enfant qui s'impatientait, qui s'est mis à hurler lorsque le stéthoscope glacé venait se coller à sa poitrine et qu'il ne voulait pas continuer de rester allongé sur le plastique qui crissait. Le docteur continuait imperturbablement, sourd à la demande de la mère d'abréger la visite. L'examen est important, il doit être complet, avait-il rétorqué de manière peu aimable quand la mère avait osé réintervenir. Elle aussi en avait assez de voir son fils mécaniquement manipulé dans tous les sens. Intérieur des oreilles, réflexe du genou, taper encore pour voir si cela revient bien, la bouche, l'horreur, la bouche ouverte pour l'instrument où se reflète la glotte. Et l'enfant qui rue dans les brancards. Lui qui ne sait rien de la vie se défend comme un beau diable en donnant des coups de pied au médecin. Bien placés les coups de pied, mon bébé, bravo, se dit secrètement la mère, qui trouve que le docteur exagère. Ça piaille dans la salle d'attente. À quand le suivant ? Mais, madame, ce sera bientôt fini, la tension, les centimètres, ah, j'allais oublier la posture. Il prend l'enfant par le bout de ses doigts, il le met debout, et l'enfant, un peu calmé, presque rieur, se met à faire de grandes enjambées.

Il va bientôt marcher, votre fils, madame. Il est en avance. Il répète : Il sera grand et fort. Comment oublier ces paroles ?

Il délivre enfin son papier, découpe, après l'avoir remplie, la fiche du carnet de santé, qu'il tend à la mère : «Tout est en règle, dit-il, n'oubliez pas d'envoyer le papier à la sécurité sociale.»

Il fait presque nuit. J'installe l'enfant — devenu hilare depuis que nous avons refermé la porte du cabinet — dans la poussette. Je me sens légère. Il fait doux. Bastille-République.

Une petite trotte. Il aime quand tout bouge,

les lumières, les visages des passants, les voitures pétaradantes. Nous voilà partis tous les deux dans l'épaisseur un peu sucrée, légèrement malodorante. de cette fin d'après-midi orageuse.

Ceci n'est pas un récit. C'est une tentative de raccommodement avec le monde. Les mots vont-ils rendre possible le rapprochement du soi avec le je ? Les pauvres mots. Les mots écrits, les mots parlés, les mots entendus, les mots dérobés, les mots qui circulent à votre insu, les mots qui ne vous sont pas destinés, seul ce bain de mots m'a tenue en vie.

Alors, avec cette lourdeur assumée, cette idiotie conquérante, cette légèreté aussi que donne le malheur, qui, que vous le vouliez ou non, vous situe ailleurs sur l'échiquier du monde, et hors d'atteinte d'une certaine façon, comme une scaphandrière sans beaucoup d'oxygène, et sans aucune préparation respiratoire, je descends, ou plutôt je m'enfonce, au fond de la nuit.

On m'avait dit (on, le corps médical, le corps), ils furent nombreux à l'hôpital puis, après l'hôpital, dans les laboratoires, dans des cabinets, à me dire que oui, j'étais sauvée, mais que je ne pourrais plus avoir d'enfant. La nouvelle, alors, ne m'avait pas particulièrement affectée. J'avais un fils et un beau-fils. J'avais été mère très jeune sans l'avoir vraiment choisi. Deux fois mère car mon amoureux avait un fils et d'un seul coup j'avais eu la chance de voir grandir deux frères.

L'homme avec qui j'avais commencé une nouvelle vie avait deux enfants. Nous nous retrouvions ensemble le week-end et pendant l'été. Nous formions une ébauche de communauté. Les enfants étaient là avec nous, parmi nous. La vie avec l'homme que j'aimais ne passait pas encore par le désir d'enfant. Nous avions sans doute trop de choses à vivre ensemble, sans avoir pour autant le désir de partager.

Ce n'est donc que très. tardivement que j'ai compris que j'attendais un bébé. Ce bébé, qui venait défier mon corps amputé, faisait un pied de nez aux médecins qui eurent du mal à admettre l'évidence. Il a fallu refaire trois fois l'échographie. Cet enfant était une divine surprise. Il surgissait dans notre vie, auréolé de malice.

Nous accueillîmes cette idée avec une joie intense. Je me redécouvrais femme jeune encore, capable d'enfanter, forte, féconde — moi qui m'étais accommodée tant bien que mal de cette féminité amputée, de ce vide à l'intérieur de moi que je connaissais par l'entendement, mais que je ne pouvais sentir, et qui demeurait invisible aux yeux du monde.

La grossesse fut un enchantement. J'avais envie de mer. Nous partions souvent dans un hôtel fin de siècle complètement décati situé près de la frontière belge. La patronne nous attendait tard le vendredi soir et nous servait notre dîner devant la cheminée du petit salon qui fumait. Je me souviens de l'odeur de ce mauvais bois qui s'imprégnait dans les draps — quand on attend un bébé, les odeurs peuvent vous atteindre en plein cœur — et du papier décollé dans la salle de bains où un bidet, énorme et entartré, aurait eu du mal à passer inaperçu. Un chemin d'herbes menait jusqu'à la plage.

Face au vent avec mon gros ventre en avant, je me sentais forte, pleine, faite entière d'un seul bloc. Une forme ronde, une petite particule, dense, noire. J'éprouvais la sensation que rien ne pouvait m'atteindre, que je portais l'enfant farouchement, sauvagement, et que, sans doute pour la première fois, je me sentais plus forte que moi-même, comme élevée, aspirée dans ce tourbillon centrifuge qu'est la promesse de ce commencement.

Il y eut, vers le sixième mois, cette longue marche au bord du canal Saint-Martin. Je courais si vite que j'avais l'impression de pouvoir m'envoler. Il me tenait par la main, heureux de ces brusques accès de gaieté, mais inquiet à l'idée que le bébé pût être bousculé dans sa quiétude. Ne crois-tu pas que tu l'empêches de dormir ? me répétait-il, en soulevant mes mèches collées sur mes lèvres par le temps mauvais.

Je dormais beaucoup, une otarie bienheureuse. Étalée dans une sorte de liquidité à laquelle j'étais très attentive. Tout coulait en moi : le sang, la vie, les flux, les humeurs, le désir. Ça battait, ça palpitait, ça cognait. J'observais mon ventre bouger pendant des heures et éprouvais intensément ces palpitations de la vie. Sur le côté, je m'endormais en ayant l'impression de poser délicatement le bébé. Mon ventre se marbrait de veines violettes si jolies et si tendres. Sur le dos, dans cette grande chambre silencieuse et vide avec, au centre, ce matelas au sol, je restais immobile, contemplative. Le bébé s'étirait, allongeait ses pieds puis se recroquevillait. Le ventre redevenait une surface lisse, puis le tumulte reprenait. Elle et lui. Lui dedans, dans sa chambre obscure, elle qui rassemblait les morceaux de son corps — ce nez avec cette cicatrice au milieu du visage qui ne l'obsédait plus, ce cou qui tenait enfin bien droit la tête brinquebalante, elle si dégingandée, si disséminée, si explosée. Je me sentais une, enfin rassemblée, devenue forteresse pour couver ce petit bébé que je voyais, en observant les mouvements de mon ventre, explorer déjà les limites, jouer avec moi, s'amuser avec lui dedans, et d'elle, dehors. Dehors, dedans mais tous deux toujours ensemble, facétieux, rigolards, en pleine forme, déjà unis.

J'avais été contente que mon amie me propose de nous prêter sa maison à la fin de l'été. Place de la République la saleté et la poussière avaient envahi le square aux fleurs fanées, occupé par les squatters d'Europe du Nord si bruyants qu'il n'était même plus question d'aller y lire tranquillement. J'avais l'impression que les particules de poussière s'insinuaient partout, se collant même aux verres de bière que la patronne du café d'en face essuyait pourtant obsessionnellement toute la journée avec ses grands torchons grenat.

Ce n'était pas une maison, un refuge plutôt au bout d'un chemin en épingle, où la voiture devait faire marche arrière à chaque tournant pour continuer à monter. Je tremblais. D'un côté le ravin, de l'autre la châtaigneraie, épaisse, profonde, humide. Il faisait gris. Pas de chauffage, pas de baignoire, pas de fauteuil. Mais, du grand lit aux lattes disjointes, une fenêtre qui offrait la dentelure de la chaîne de montagnes. La moiteur froide de l'air et la torpeur grisailleuse accentuaient la solitude du lieu. Une mélancolie sournoise s'installait.

Heureusement, il y eut la rencontre avec Frankie Addams. J'étais ragaillardie, prête à tout de nouveau, exultante, le bébé aussi. Des livres, toujours, m'ont redonné force, énergie. Peu de livres. Frankie Addams m'a fait sortir du lit. Nous nous sommes mis à découvrir cette forêt. Au début, nous suivions avec nonchalance les traces de couleur sur les arbres ou de peinture sur les pierres à l'intersection des chemins. Puis, nous nous sommes enhardis, sans doute à cause de l'ivresse que procure la marche — le corps engourdi qui se délie, les épaules qui s'arrondissent, les genoux qui s'amollissent, les bras qui tombent, la pensée en roue libre, le sentiment d'allégement.

Nous parlions, nous marchions des heures entières. Le sol était flasque, le tapis de feuilles glissant. Dès que l'on s'arrêtait, sous cette couche épaisse, la chaussure découvrait une multitude de vers. Ça grouillait, mais en dessous… Apparemment la nature offrait son harmonie préétablie, mais il suffisait de baisser les yeux pour voir le grouillement vital que provoquait la décomposition de l'humus.

Cela faisait trois heures que nous marchions. La montagne n'était pas haute mais les vallonnements nombreux et, en apparence, tous ressemblants. Pas beaucoup d'indices pour se repérer. Nous étions hésitants. Fallait-il rebrousser chemin pour atteindre le refuge ou, au contraire, continuer ? J'avais froid et le soir tombait.

C'est alors qu'il surgit. Noir, brillant, vif, haletant, bas mais massif, énorme. Il nous fixait, immobile. Sa masse obstruait le chemin. Impossible de le contourner. J'étais pétrifiée. La voisine, l'épicier du village nous avaient pourtant prévenus. Il y en a peu dans la région mais ils sont agressifs, faites attention. On colportait des histoires de torses éventrés, de corps traînés par les sangliers qu'excitait l'odeur du sang. Au champ d'honneur quelques blessés, tous appartenant à la corporation des chasseurs. D'ailleurs il suffisait d'entrer dans n'importe quel café de la région, où flottait toujours une odeur de gentiane, pour voir les défenses de ces animaux, trophées pitoyables et poussiéreux, à côté de ceux, plus rutilants, des dernières courses cyclistes.

Nos mains se sont déliées. Les pieds enfoncés dans cette terre meuble qui se dérobait, j'ai porté mon corps en avant tout en me baissant. J'ai cherché ses yeux, des yeux fauves tout injectés de sang. Et j'ai crié. Un son strident qui sortait du bas du ventre. Un son de guerrière qui me stupéfia. L'air mélancolique, la gueule baissée, le sanglier, encore plus étonné que moi, fit lentement demi-tour et s'éloigna dans le sous-bois.

On dit que les gens heureux n'ont pas d'histoire. C'est vrai. Le temps était lisse, porteur d'avenir. Plus mon ventre s'arrondissait, plus je me sentais forte. Je ne m'habillais pas, dans ces magasins spécialisés, de ces robes flottantes qui sont censées cacher votre « état ». Bien au contraire, je portais des vêtements près du corps, colorés, qui mettaient en valeur cette nouvelle silhouette. C'était bien avant que la mode ne soit lancée, par des mannequins, de poser nue à la fin de sa grossesse. Être enceinte n'était pas encore beautiful. La figure de la Vierge à l'Annonciation régnait encore dans les subconscients et la grossesse était alors plus perçue comme une étape obligatoire parsemée de contrôles médicaux, une série de temporalités indexées sur des états de fatigue, une lourdeur dans tous les sens du terme, et pas encore comme l'état naturel et glorieux d'une métamorphose de la féminité qu'elle est

41

devenue aujourd'hui. Je n'osais guère parler à mon entourage de cet état de jubilation, tant je sentais que mes propos seraient déplacés. Je me réjouissais intérieurement de cette force mentale et physique qui me donnait l'impression que je percevais le monde dans une dilatation quasi permanente du mi-vivant.

Je rentrai à Paris dix jours avant la date prévue par le médecin — un ami — pour la naissance. La torpeur de Paris me ralentit. Tout, de nouveau, me semblait sale : les trottoirs, les devantures des magasins, la poussière poisseuse sur la surface des glaces, et même les fruits étalés dans les marchés.

Je fermais les volets de bois. Une pénombre douce envahissait l'appartement silencieux. Les enfants, encore en vacances, ne reviendraient que la veille de la rentrée des classes, jour annoncé de la naissance du bébé.

J'étais une grosse vache endormie. Je m'étalais, indolente, sur mon lit. Je mangeais des yaourts au miel. Dans une lassitude bienheureuse et somnolente, j'attendais en observant les veines bleu céleste qui dessinaient des territoires sur mon ventre et ces seins si lourds, aux mamelons arrondis, qui formaient la barrière inférieure de mon corps et protégeaient ce ventre déchaîné à l'intérieur duquel le bébé s'ébattait nuit et jour en tous sens.

Il est né le jour où on l'attendait. Preuve que je ne m'étais pas trompée sur les origines et les circonstances de sa conception. Il est né en pleine lumière, à dix heures du matin. Ou plutôt il est sorti de moi, avec grâce, abandon. Et, avec une certaine nonchalance, il a consenti à quitter la grotte maternelle pour s'ouvrir au monde.

Je le connaissais déjà. Nous nous sommes retrouvés à l'extérieur du monde. Nous nous sommes reconnus. Le cri qui a salué sa naissance et ouvert ses poumons était un cri de joie et pas ce sanglot sourd que j'avais entendu à la fin de la nuit dans la salle de travail qui jouxtait la mienne.

Mon ami l'obstétricien avait des gestes doux d'enveloppement. Derrière ses lunettes son regard brillait de contentement. L'accouchement n'avait duré que trois heures. L'aiguille de la péridurale avait, dès la première fois, atteint son objectif. Je n'avais pas souffert. Je n'étais pas fatiguée. Le bébé n'avait pas la peau froissée et, lui aussi, semblait paisible, si heureux de vivre. Il gigotait. Masse de chair unie. Je n'avais vu le bébé qu'en dessous, quand il était sorti de moi. Il le mit sous le jet pour lui enlever toutes ses sécrétions, liquidités à moitié transparentes et violacées, l'essuya énergiquement et le posa délicatement sur mon ventre à l'endroit où il avait habité si longtemps. Le bébé ouvrit les yeux. Je chavirais.

RÉ MI. Il s'appellerait donc Rémi. Un prénom simple, clair, transparent comme l'eau de roche. Comme son existence. Comme ce bonheur qui nous accompagna. MI. RÉ. À chacun un MI de Rémi dès l'annonce de la promesse de son existence. RÉMI un prénom qui nous ramenait à l'enfance. Rémi, le petit garçon blond aux cheveux de lin et au caractère doux, le héros si placide du manuel scolaire d'apprentissage de la lecture. RÉ, comme la note de musique. MI RÉ, comme ces accords de ce quatuor entendu l'hiver dernier sous la direction de ce chef vieillissant qui suspendait un mouvement pour mieux nous faire entendre la structure de l'œuvre. Un prénom court, lumineux, un de ces prénoms qui n'entraîneront pas la modification, le surnom, l'ironie. Net, coupant, facile. Une seconde peau. Un nouvel habitacle.

Je n'écris pas pour me souvenir. Je n'écris pas pour apaiser la douleur. Je sais depuis dix-sept ans que la douleur est et demeurera ma compagne. Je vis avec elle. Je la tiens en laisse. Quelquefois, elle me bouscule et me fait tomber. *Sois sage, ô ma douleur, et tiens-toi plus tranquille.* Ce poème que j'ai découvert comme tout le monde à l'adolescence m'a habitée, dès la première lecture. J'avais eu l'impression de l'avoir compris biologiquement. Aujourd'hui je sais que Baudelaire a raison. La douleur est bien quelque chose de vivant, de concret, de palpitant, de turbulent comme un grand chien fou qui, en s'amusant, peut vous enfoncer sans crier gare ses crocs jusqu'au sang.

J'écris pour tenter d'approcher avec des mots cette forme vide en moi, la circonscrire, comme un chasseur doit, pour savoir tuer, connaître son territoire. Mon fils est mort et je suis encore vivante. Vivante ? À jamais divisée entre le je et le elle, épuisée quelquefois de mettre mon énergie à donner l'apparence. Nouée, tendue. Pleine de cailloux à l'intérieur et de plaques à l'extérieur. Chaque nuit mes mâchoires travaillent à mon insu pour creuser mes dents. Non, je ne porterai pas d'appareil, pas plus que je ne prendrai de médicaments. Je ne suis pas une handicapée de la société, une adepte du Tranxène, une somnambule irresponsable. Je suis une mère vivante qui a perdu son enfant et qui est redevenue mère deux fois, mère de deux filles qui ont un petit frère. Non, maman, ne dis pas petit frère, il serait aujourd'hui bien plus grand que nous.

J'écris pour mettre à distance et tenter d'apprivoiser le temps. Vous verrez avec le temps…, m'avait dit une vieille dame, croisée à l'hôpital après les formalités. Elle croyait me consoler. Mensonges et infamie. Avec le temps, justement, rien ne s'efface, rien ne s'adoucit. Bien au contraire. Comme si le corps pouvait oublier la place du bébé à l'intérieur et les bras à l'extérieur qui lui formaient un nid. Le temps ne change rien. Et c'est mieux ainsi. À quoi bon faire croire aux mères qu'elles pourraient, comme ça, comme des dames chats aux nombreuses portées, partir et déserter ?

De ces neuf mois vécus avec lui, justement, je ne me souviens guère. Ruse de la mémoire ou attentat à l'unité du temps, conséquence en moi de la déflagration ? C'est un temps incendié par l'après. C'est une forteresse vide. Des fils de fer barbelés en interdisent l'accès. Peut-être parce que ce temps-là de l'enfant, ce temps avec l'enfant, s'est transformé, à mon insu, en sanctuaire, en territoire inviolé. Impossible d'y toucher. Impossible d'en parler. Sauf avec les enfants. Raconte... Les enfants veulent toujours qu'on leur raconte l'histoire avec l'enfant. Donc trouver les mots pour dire comment était la vie avec lui. Qu'ils aient des images, des odeurs, des paysages, des choses auxquelles se raccrocher pour forcer l'absence, pour ne pas tomber, sans bruit, dans le trou.

C'est donc grâce aux enfants, et pour eux qu'il a fallu recomposer. De ce temps-là, il demeure — mais est-ce vrai ? — une sensation de lumière très chaude, une unité de temps parfaitement lisse, la force d'un bonheur physique…

Je me souviens, par exemple, avec volupté comment, quand je rentrais, le soir après lui avoir donné le bain et l'avoir fait dîner dans la cuisine sur sa haute chaise blanche, je m'allongeais avec lui, et comment — sans allumer les lumières — nous échangions des petits babillages secrets — une langue rien qu'à nous —, il s'abandonnait au sommeil entre mes seins, et comment il bavait en prenant son pouce, dernier signe extérieur avant sa nuit. Je me souviens de son odeur de lait et de talc, du grain de sa peau, de ses cils roux, immobiles tandis que je n'osais plus bouger pour ne pas le réveiller. On parle d'un sommeil d'ange. La langue ne peut mieux dire. Et donc la solution était de se couler dans son immobilité, de baisser la garde, même si ce n'était pas l'heure. Je partais avec lui dans cette douceur du soir, dans ce senti-ment, pour moi aussi, d'une possible enfance retrouvée, de déliaison, de surface liquide parfaitement calme, d'abandon enfin consenti.

Ce n'est pas par hasard que le père nous trouvait tous les deux lovés, lui dans le rond dessiné par les genoux et les coudes, moi en position fœtale.

Les histoires d'enfance revenaient souvent dans notre dialogue incessant. Il savait beaucoup de choses sur moi, Rémi. Le pont de branchages qui menait de la terre meuble au sable de la plage, si fragile que seuls les enfants pouvaient l'emprunter, l'ombre du manguier derrière le garage où Waité aimait poser sa natte en début d'après-midi pour s'allonger. À la tombée de la nuit, il la dépliait de nouveau, solennellement, revêtait son boubou blanc, appelait en sifflant ses voisins et, tous ensemble, comme dans un ballet étrange, accomplissaient leurs prières. Les nuits de lune, je n'arrivais pas à dormir. Il m'autorisait à m'allonger près de lui sur la terrasse face à la mer qui battait. Il me demandait de fixer la ligne de blancheur que dessinait la barre. Je finissais par m'assoupir. Les nuits d'orage, la pluie s'écrasait sur le toit en tôles de l'annexe en faisant un bruit d'enfer, avant de dessiner dans la terre rouge des rigoles où les pieds s'enfonçaient comme dans de la lave tiède, sensation si voluptueuse qu'elle pouvait entraîner la perte d'équilibre. Pendant la saison des pluies, les piquants sombres des bougainvilliers venaient s'enlacer, tout au long de la maison, sur les tiges si fragiles des cannas rouge sang. Et moi qui croyais que les plantes étaient cannibales...

Je confiais à Rémi que mon père m'avait donné un petit coin de terre devant la mer, que j'allais arroser chaque jour, et où je réussis, par je ne sais quel miracle, à faire pousser de minuscules piments oiseau. Des odeurs, je lui parlais souvent. La maison, située dans un cul-de-sac, se transformait au plus fort de la saison des pluies en un immense égout végétal, capharnaüm de branchages, de feuilles et de fruits pourrissants, et dégageait une odeur âcre et sirupeuse qui imprégnait la peau pendant plusieurs jours.

À Rémi, j'ai dit que j'aimerais avec lui retrouver ce pays que j'avais quitté en deux heures dans un climat de violence et d'hystérie. Je savais que, si les hommes avaient changé, le système, lui, continuait à fonctionner par la corruption. J'avais appris que l'on m'autoriserait à me déplacer dans la ville. Mon père avait gardé des plans qui laissaient espérer que je pourrais retrouver l'emplacement de cette matrice natale, territoire imaginaire et réel où j'avais construit, sans le savoir, toute une machinerie sensorielle qui, malgré le temps, me dictait encore mes goûts, mes envies, mes désirs. Avec Rémi, je me sentais capable d'affronter la déception inévitable d'un improbable retour à l'enfance. Je voulais lui faire partager la beauté du ciel moutonnant du milieu d'après-midi, lui faire sentir sur sa peau les caresses de la petite brise venue de la mer, ce léger froid qui s'empare alors du corps et qui vous fait courir tout droit dans la mer chercher le réconfort et la chaleur dans le tourbillon des vagues.

Je savais bien que je rêvais. Jamais mon fils n'aurait la chance de vivre cette enfance tourne-boulée, charivari de lumières, d'odeurs, de chaleur, où le corps, toujours libre, en fusion avec les éléments, recueillait pour toute la vie des influx bienfaisants, des sources d'éveil au désir.

Rémi vivrait plus prosaïquement la joie de découvrir la mer sur une plage de Méditerranée polluée où, le tenant par les mains pendant qu'il essayait de donner des coups de pied dans les vagues, je ne pouvais écarter les bouteilles d'huile solaire usagées et les canettes de bière ballottées par l'écume grisâtre. Le sable, gros et coupant, faisait mal aux pieds. Mais lui s'en moquait. Il riait, il riait à perdre haleine en regardant le manège inlassable des vagues.

On recommence dans sa vie toujours la même histoire. On a beau le savoir, on ne résiste pas au désir de répétition. Mes parents, après avoir quitté l'Afrique, n'ont eu de cesse que de faire construire une maison là où il faisait chaud. Ils en ont conçu les plans. Elle était identique à celle qu'ils avaient quittée en Afrique. Le vallon, le cul-de-sac, la disposition du terrain, tout se retrouvait à l'identique. Jamais ils n'ont voulu en convenir. Seule différence : la baignoire avait remplacé la douche. La dernière photographie de Rémi nous montre, nus tous les deux, dans la salle de bains bleue de la maison du Midi.

Ces lignes, aujourd'hui, parce que je suis encore vivante, et que j'ai survécu à mon enfant. Toute mère dans ce cas se sent coupable, probablement, d'être encore au monde, de ce monde. Ces lignes, aujourd'hui, parce que je ne me suis pas laissé happer par la mort, ce treize juillet, à ce carrefour du chemin des Masques sous l'étoile Texaco. Ces lignes comme signe de vie et dans l'espoir que la vie que je lui ai donnée est celle qui continue en moi.

Je ne peux qu'écrire sa propre histoire avec la certitude que, dans l'emportement de ce malheur, l'embrasement devienne collectif. Nous avons tous le même destin dès que nous sommes au monde : vivre.

Paris était vide. La porte de l'appartement était restée ouverte. Dans la chambre du bébé la couette était relevée. À la hauteur de la bouche, un petit cercle sur le drap blanc, trace d'un jus de fruits mal digéré. L'odeur du bébé, talc, shampooing au calendula, imprégnait l'oreiller. Personne. Rien. Pas de mot, pas d'indication, pas d'explication. Pas de clefs non plus. Je ne savais déjà plus vraiment qui j'étais, où j'étais, ce que je faisais. Je me souviens seulement que je claquais des dents. Dans ce genre de situation, étrangement, une sorte de dédoublement s'opère. Comme un pilotage automatique qui se mettrait en place et qui assure la continuité du voyage de la vie. Spectatrice, en effet, je l'étais déjà devenue. Hors course, séparée du bébé, ne décidant plus de rien pour lui. Ligotée, forcée d'accepter ce à quoi ils allaient me faire croire.

Sur la butte derrière l'immeuble de la grand-mère, pendant deux étés de suite, j'avais accepté — parce qu'ils disaient que j'avais une tête de squaw — que des garçons me ligotent avec une corde autour du tilleul. Ils tournaient autour de moi des après-midi entiers en lançant des cris aigus. La peur durait peu de temps. C'était plutôt amusant et j'étais fière d'avoir été choisie. L'Indienne apeurée, c'était moi. J'en redemandais. Un après-midi, le frère aîné du chef de bande est venu avec un ballon. Ils ont tous décampé, me laissant prisonnière, la corde enroulée si bas que même les pieds ne pouvaient pas bouger. Il a commencé à pleuvoir. Je me souviens de l'odeur des feuilles. À la nuit tombée la terreur m'a envahie. Je me suis mise à trembler de tout mon corps sans pouvoir m'arrêter. J'ai vu les lumières des cuisines s'allumer. J'entendais des chansons diffusées par la radio. Je ne pouvais même pas tomber sur l'herbe pour me reposer tant la corde sur le ventre était tendue. C'est ma petite sœur qui est venue me délivrer.

On les appelait dans l'immeuble les sœurs Brontë. Maigres, grandes, vieilles, toujours habillées avec un chic insensé. Elles avaient échoué dans ce quartier populaire de Paris après qu'elles eurent décidé de vendre le manoir de leur enfance, dévasté par une tempête. Riches, elles l'étaient, mais riches et généreuses de leur temps comme de leur argent. Elles militaient dans des œuvres caritatives, dégageaient une énergie remarquable à lutter contre la lèpre — c'était une obsession chez elles, la lèpre. C'est d'ailleurs pour cette raison qu'elles avaient un jour frappé à ma porte la première fois. Rieuses, drôles, si adorables et excentriques, comment résister ? Je m'étais retrouvée sur le marché, devant le poissonnier hurleur, à tendre ma boîte de fer les dimanches d'hiver, accompagnée des deux sœurs. Cela crée des liens. Dès lors, sous prétexte de sel ou d'adresse de ramoneur, nous entretenions une relation tissée de protection d'elles vis-à-vis de moi et de vive estime de ma part pour toutes les deux.

Je me souviens que c'est à leur porte que je sonnai l'après-midi où le médecin venait de me confirmer que j'attendais un enfant. C'est à elles que j'ai prononcé, pour la première fois, ces mots : « J'attends un enfant. » Elles l'avaient attendu avec moi. Elles touchaient mon ventre, m'embrassaient sur le front, m'offraient des plateaux de fruits exotiques. La plus jeune avait tricoté un grand pull chiné très large qui faisait robe. Dans les dernières semaines qui précédèrent l'accouchement, elle me montait des citronnades glacées. Elle prenait soin de les encercler de sucre cristallisé.

Pour la première fois depuis quarante ans, elles venaient de se séparer. La plus jeune était partie avec le bébé et la nounou. Sa sœur, qui tremblait des mains et tentait de me prendre dans ses bras, ne répétait qu'une chose en pleurant : il était gris, il n'allait pas bien. Elle n'arrivait pas à me dire, dans son émotion extrême, où sa sœur avait emmené le bébé. Des phrases contradictoires sortaient de sa bouche. À la radio, on m'avait dit que mon fils était à l'hôpital. Elle, elle croyait se souvenir qu'il était dans le salon d'attente d'un docteur, mais quel docteur, elle ne savait pas, elle se souvenait seulement d'avoir vu sa sœur compulser l'annuaire et téléphoner plusieurs fois pour supplier les secrétaires des cabinets médicaux de la recevoir d'urgence afin que le bébé, qui, dans les bras de la nounou, ne bougeait pas, soit examiné. Elle me parlait aussi d'une clinique, du temps trop long passé au téléphone sans interlocuteur, de la colère de sa sœur dans la salle d'attente. Oui, elles connaissaient une clinique où travaillait la jeune infirmière qui leur faisait des piqûres à domicile. Non, elle n'avait jamais su le nom de cette clinique mais elle savait y aller. Voulez-vous venir avec moi ? Puis elle se ravisa, m'expliquant que sa sœur lui avait promis de téléphoner.

Où était mon fils ?

Elle a appelé d'une cabine téléphonique pour dire qu'elle était très inquiète et très en colère. Le médecin de quartier l'avait fait attendre plus de trois quarts d'heure alors que mon fils avait, disait-elle, les lèvres bleues, le regard fixe et qu'il n'était pas nécessaire d'être médecin pour savoir, au premier regard, qu'il était en danger. Finalement, après avoir reçu l'enfant entre deux rendez-vous et, sans procéder au moindre examen, ni même allonger, ni même toucher, ni même ausculter son pouls, il les renvoya, elle, la nounou et l'enfant, avec ces phrases qu'elle répétera à sa sœur mais qu'elle n'osera jamais me dire : «C'est trop grave. Je ne veux pas m'en occuper. Amenez-le à l'hôpital.» Plus tard, j'ai appris que les médecins pouvaient faire venir des ambulances en urgence. Plus tard, j'ai appris que mon fils aurait dû être transporté allongé jusqu'à l'hôpital. J'ai su aussi qu'il savait. Je n'arrive pas à oublier son nom.

Mon fils était donc dans les bras de sa nounou qui faisait la queue dans une file de taxis pendant que la jeune sœur Brontë, au téléphone, hésitait entre deux destinations. Quel hôpital choisir ? En avais-je entendu parler ? Pour la pédiatrie, quelles étaient les qualités du service ? Les deux hôpitaux étaient à équidistance. Dans la panique j'ai dit hôpital L. De sinistre mémoire. Jamais je n'aurais dû.

Il était déjà là quand je suis arrivée. Le taxi m'avait déposée derrière l'hôpital. Je suis rentrée par les boyaux. Du côté des poubelles, amas de gaze, de coton, de sachets stérilisés déchirés. Du côté des boîtes de conserve, des bouteilles de bière vides, des masques blancs froissés, tachés. Je suis entrée par l'endroit où, chaque jour, l'hôpital se vide de ses déjections.

Finalement, ce n'était pas plus mal.

Je sais. Les hôpitaux ont des guichets, des halls d'accueil, des lumières de néon, des meubles cassés, des peintures défraîchies, des couloirs interminables, des dessins d'enfant punaisés sur des carreaux de liège dans les salles d'attente. Les hôpitaux ont des standardistes maquillées qui sentent bon et qui sont aimables. Il y a même maintenant dans les hôpitaux — je parle des hôpitaux où il y a des enfants — des boutiques où on peut acheter des Pokémons, de gros ours en peluche à plusieurs couleurs, des canards qui couinent et des hochets dont la sécurité a été validée par la commission de Bruxelles. Mais rien n'y fait. L'angoisse vous coupe le souffle dès qu'on y entre.

J'ai traversé des doubles portes battantes en courant. J'ai suivi les indications — contradictoires — que des hommes en blanc me donnaient. Je me suis retrouvée dans les cuisines. Il était quatre heures de l'après-midi. Une dame antillaise chantonnait en nettoyant à l'eau de Javel un immense évier. Je ne voyais d'elle que sa tête et le bas de son corps qui bougeait en accompagnant la comptine. Je l'ai interrompue dans la jouissance de son rythme solitaire. Quand elle a consenti à se retourner, elle a compris, au son de ma voix ou à mon regard, qu'il fallait me prendre par la main, parler pour moi, et trouver où était mon fils dans cet immense château noir délabré où, déjà, j'avais perdu le sens de l'espace, la notion de distance, la perception du temps.

Depuis combien de temps étais-je enfermée quand cette gentille femme — je me souviens encore de la douceur chaude de sa main qu'elle a pressée contre la mienne pour me persuader de dire mon nom au responsable de l'accueil chargé d'identifier le service où pouvait être mon fils — s'est portée à mon secours. Je sais seulement que, comme c'était un bébé enfant, un bébé en train de devenir enfant, on ne l'a pas trouvé sous son nom.

Il devait être enregistré — c'était le mot qui revenait à l'accueil — sous le nom de son accompagnatrice. Impossible dans l'état de panique où je me trouvais de me souvenir du nom de ma voisine. C'est la dame antillaise qui a soufflé la solution. Et s'il était au service des urgences ? Elle m'a prise par la main. Nous avons traversé un jardin, ou plutôt une petite cour bétonnée où de vieux malades en pyjama, serrés contre un muret, prenaient l'air. Il faisait une chaleur étouffante. J'ai vu que la lumière tombait.

Je l'ai vu tout de suite au fond de cette pièce d'un vert sale. Tout au bout, là où les bancs formaient un coude, face au mirador en verre où s'agitaient des infirmières. Des bras de sa nounou, je l'ai pris sans un mot. Dans ces moments-là, les mots ne viennent pas. Ma voisine m'a serré très fort le poignet. Je n'ai pensé à rien. Je leur ai tourné le dos et j'ai marché, lui dans mes bras, vers l'espace derrière le mirador où il n'y avait personne. J'avais besoin d'être seule avec lui. Je l'emportais avec moi. Je lui parlais. Je lui demandais s'il avait mal, ce qui se passait pour lui. Il me regardait sans bouger. Je me souviens de ses cils très recourbés, de son regard perdu, de ses yeux fixés sur moi.

Il était bleu. Le tour des lèvres bleues. Les veines bleu foncé de son cou sur sa peau devenue si blanche. Le bout des oreilles bleuies aussi. On parle parfois de regard vide. Je sais ce que signifie l'expression. Je ne voulais pas le laisser au médecin avant qu'on se soit retrouvé. Je ne savais pas encore que c'était grave, mais je savais, dans mon corps, que nous étions promis à la séparation. Je voulais donc qu'on se mette d'accord, lui et moi, pour affronter ensemble ce temps qui nous était imposé, ce corps à corps qui s'arrêterait temporairement.

Je suis partie de la salle des urgences où il y avait trop de gens, trop de bruit, trop de tensions aussi. J'ai voulu franchir le sas avec lui. Nous avons été enfermés tous les deux pendant quelques minutes dans le minuscule espace entre les deux portes. Je ne pouvais plus revenir en arrière, la porte était bloquée. Devant aussi. J'ai eu peur que le bébé ne manque d'oxygène. J'ai tapé dans ce plastique mou et gonflé qui assourdit et les coups et les sons. Cela a dû durer quelques minutes, pour moi une éternité. Le bébé était calme, trop calme. Un infirmier est venu nous délivrer. Il m'a dit en souriant : «Mais vous n'avez donc pas vu le bouton à droite pour débloquer ? » Il est reparti en se déhanchant sur ses claquettes qui résonnaient en cadence sur le carrelage descellé.

J'ai trouvé un tabouret devant la buanderie. Le couloir était désert. Je me suis assise avec lui. Je l'ai bercé. Je lui ai chanté cette comptine que je lui chantonnais déjà chaque soir dans mon bain, quand il était encore dans mon ventre : *Bonjour ma cousine, bonjour mon cousin germain, on m'a dit que vous m'aimiez, est-ce bien la vérité ?* Je lui ai caressé le visage, les mains. J'ai enlevé ses chaussettes. Ses pieds étaient glacés. J'ai fait tourner le tabouret tout doucement. Nous avons tournoyé ensemble. C'est au moment où je bloquais avec mes pieds ce mouvement dont je craignais qu'il ne lui fasse mal au cœur qu'il m'a souri.

Je suis repartie, presque légère et insouciante. J'ai de nouveau franchi le sas, je me suis assise à côté de la nounou et de la voisine qui attendaient patiemment notre tour en fixant un écran noir avec des numéros rouges. Sœur Brontë avait un ticket

— oui un ticket, comme ceux qu'on donne au pressing. J'ai vu que le chiffre 62 s'affichait. Elle tenait entre ses doigts maigres le numéro 94.

J'ai hurlé. Oui, je sais hurler. Même mes enfants ont honte de moi quand je commence à hurler. Ça vient de l'ombre noire. Toute cette infection qui avait gagné le visage, à l'adolescence. Tout ce pus sous le masque. Il a fallu ouvrir. La cicatrice est toujours là.

J'ai tellement hurlé qu'ils ont accepté de l'examiner. Il faut savoir que les urgences, c'est le service où, justement, rien n'est urgent.

Trois infirmiers l'ont allongé sur un brancard qu'ils ont recouvert d'un film papier. Il était si petit qu'ils ont dû remonter de chaque côté les barres de fer, en bas et en haut, et qu'ils ont installé une barre d'oreillers pour délimiter le territoire. Ils exécutaient ces gestes tellement mécaniquement qu'on ne pouvait imaginer un seul instant que ce fût pour le protéger.

Le médecin-chef est enfin arrivé. Il ne lui a pas fallu plus de deux minutes pour avancer un diagnostic. Cela faisait deux heures que le bébé avait été « enregistré ».

C'était très grave et très urgent.

Détresse respiratoire intense.

Tout à coup tout est allé très vite : les gens, les sons, les images.

On a intubé mon fils. Je ne savais pas que ce serait pour toujours. Plus jamais l'air entre lui et le monde. L'autonomie perdue. La victoire de l'avoir fait naître, mis au monde, se transformait en défaite, la liberté d'affronter la vie lui était reprise. Pourtant, j'avais donné le jour à un enfant férocement vivant. Dans mon ventre il avait grandi. Il en était sorti parce que les mécaniques complexes que requiert l'acte même de vivre étaient achevées. Cette machine qui s'interposait entre lui et moi l'éloignait du monde. Mais cette machine, faite désormais pour lui permettre de vivre, était nécessaire. Indispensable même, avait dit le médecin. Ne vous inquiétez pas, madame, je vous expliquerai, a-t-il conclu en emmenant mon fils dans un ascenseur très large qui s'est refermé bruyamment nous laissant toutes trois interdites. Au-dessus était inscrit, en lettres rouges : *Ascenseur réservé au personnel hospitalier.*

Où étais-je ? Vers quelle destination l'avaient-ils emmené ? Ils avaient oublié de me le dire. Ou plutôt — comme le chef infirmier du service des urgences me le fera comprendre — j'aurais dû —

c'était une évidence — réaliser moi-même. Mais où, madame, peut bien aller un enfant en état de détresse respiratoire intense ? La réa, madame, la réa. C'est très loin, ne vous trompez pas. Il faut descendre d'un étage, prendre le souterrain qui débouche sur un couloir central, passer sous les tours, continuer, aller jusqu'au bout. Mais vous ne pouvez pas vous tromper. C'est fléché et toujours éclairé jour et nuit. Mais il est déjà bien tard, madame, je ne sais pas si on vous laissera entrer et il faut d'abord remplir les papiers.

J'ai rempli les papiers. Nom, prénom, numéro de sécurité sociale, adresse de la mutuelle. Je ne savais plus qui j'étais mais je me souvenais des chiffres, des adresses, et même des codes postaux. Puis j'ai emprunté le couloir. En bas des marches, j'ai aperçu une cabine téléphonique. Elle avait l'air toute déglinguée. J'ai sorti les pièces. J'ai composé le numéro.

Je n'ai pas pu articuler un son. Dire ce qui arrivait était impossible. Je suffoquais. Il a entendu mon souffle. Il m'a reconnue par mon souffle au téléphone. C'est lui qui a parlé. Longtemps. Il demandait où j'étais. Il voulait me rejoindre. Mais où ? Où es-tu ? Il pensait que j'avais eu un accident. Sa voix était douce et coulait en moi. Un tout petit peu de chaud après tout ce froid de blancheur d'ouate et de glace.

J'entendais mon cœur battre très fort et je voulais qu'il sache que du côté de la machinerie de la vie cela fonctionnait pour moi, lui faire comprendre que ce n'était pas de moi qu'il fallait s'inquiéter. De l'enfant, il ne parlait pas. Il ne pouvait imaginer que l'enfant puisse être en danger. D'ailleurs comment même l'imaginer ?

Je n'avais pas vu derrière moi une dame avec un grand cabas rempli de victuailles qui attendait patiemment, ses pièces à la main. Une quinte de toux m'a fait me retourner. J'ai croisé son regard. Elle n'a pas baissé les yeux. Par une imploration muette, je lui ai tendu le téléphone. Elle a compris qu'il s'agissait d'une prière.

Elle m'a dit qu'il partait. Il lui faudrait au moins une heure, que je ne m'inquiète pas s'il avait du retard. Il était loin et c'était la pire heure pour la circulation. Quand elle a prononcé le mot retard, j'ai sursauté. Nous n'étions plus dans un temps qui continuait, un temps construit avec les notions d'avance, de rendez-vous, de division. Nous étions déjà emportés dans un grand charivari, suspendus dans un temps immobile, fixés dos au mur, définitivement retenus dans un présent mortel, un présent sans avenir.

Elle m'enjoignait de partir pour le pavillon des enfants. Elle m'expliquait que j'y trouverais une salle d'attente où je pourrais m'asseoir, me reposer. Je n'étais pas fatiguée, j'étais hébétée. J'avais perdu le sens de l'orientation. Où était mon enfant ? Qu'en avaient-ils fait ? Pourquoi n'avais-je pas eu le droit de ne pas le quitter ? Pourquoi voulaient-ils me mettre dans une salle d'attente au lieu de me permettre d'être à ses côtés ? Qu'avaient-ils à me cacher ?

Personne ne m'a accompagnée dans ma dérive ce jour-là. Personne ne m'a conduite jusqu'au pavillon des enfants. Personne ne m'a parlé. Autant, quand ils sont pris en charge, les malades et leurs familles bénéficient de la compétence et du dévouement du personnel hospitalier, autant, dans l'entre-temps qui précède, où les drames qui surgissent font partie du quotidien, ceux qui les vivent sont livrés à eux-mêmes sans gestes et sans paroles capables de les aider.

J'ai dû demander mon chemin une dizaine de fois. Toujours on me répondait gentiment, mais personne ne voyait que je ne comprenais rien. Je ne distinguais même plus la droite de la gauche et il fallait que je touche sur mon index la bosse de l'écriture pour reconnaître de quel côté je devais aller. Des glaces, des couloirs, des baies vitrées illuminées qui donnaient sur des dalles de béton, des tourniquets, des doubles portes, des ascenseurs réservés. L'hôpital, je l'apprendrai plus tard, était construit comme un panopticon. Le dispositif architectural avait été inventé au XIXe siècle pour des prisonniers anglais surveillés sans cesse par un gardien invisible.

Mon fils était dans la tour centrale. Et pour entrer dans la tour, c'était toute une affaire : il fallait décliner son identité, laisser ses bijoux, sa montre, mettre son sac dans une boîte de fer. Et puis on montait. Là, on subissait un autre contrôle. Il fallait se déshabiller entièrement, revêtir une blouse bleue en papier qui se ferme dans le dos, des chaussons en papier blanc et se munir d'un masque.

J'apprendrais les rites, hélas, bien vite. Mais à cette heure avancée de la nuit, il n'était plus question de pouvoir entrer dans le sanctuaire où on avait mis mon fils sans m'en parler, mais d'attendre le médecin qui avait pris cette décision.

L'infirmière m'a conduite à la salle d'attente sans me dire qu'il était là depuis longtemps. Il était debout, de dos, et fixait la nuit. Lorsque je me suis approchée de lui, craintive, comme un animal blessé, j'ai compris pourquoi deux heures avant je n'avais pu lui parler.

Et c'est la culpabilité qui s'est installée. J'avais permis que cette chose arrive. J'avais déserté le camp de la maternité.

J'avais coupé le lien.

J'avais accompli l'irréparable puisque je n'étais pas à ses côtés quand l'accident est arrivé.

J'aurais dû savoir. Une mère, c'est celle qui sait.

Le père a tout fait pour protéger l'enfant, la mère non.

Toujours le père fut là. Avec l'enfant, mais aussi avec moi, lambeaux de mère.

Il ne m'a pas parlé. Il a pris mes mains. Il les a embrassées longuement. Nous nous tenions par la main quand le médecin est arrivé.

Brun, vif, accent de Toulouse. Cou énorme. Je ne fixais que ses yeux. J'essayais de comprendre mais ce qu'il avait à nous dire était incompréhensible. Tout de suite, j'ai compris qu'il ne savait pas mais qu'il ne voulait pas le dire. Lui et les autres. Les médecins, les médecins-chefs, les chefs d'internat, les grands professeurs. On en a vu beaucoup. On a même échangé des courriers avec d'éminents spécialistes en Argentine, au Canada, en Amérique. Ils faisaient semblant de savoir. C'était l'évidence. Mais nous n'étions qu'au commencement de l'histoire du roman médical. La tonalité sera la même pendant toutes ces semaines. On vous dit qu'on sait, mais comme on ne sait pas véritablement, on ne peut pas vous dire. Vous dire quoi ? L'unique question, celle qui vous taraude, est la seule qu'on ne pose jamais : l'enfant va survivre ou pas ?

Le premier donc qui nous a parlé nous a dit, à la fois, que c'était très grave et que ce n'était pas grave. Dans deux jours, ce serait peut-être fini.

On va aspirer et après on verra.

Je n'en ai pas cru un mot, mais j'avais tellement envie d'y croire que je me suis raccrochée à ces paroles apaisantes. Ce sentiment de volonté, d'adhésion à une croyance ruinée sera notre viatique pendant tout le voyage.

Nous n'avons pas eu le droit de l'apercevoir malgré nos supplications. J'avais retrouvé l'usage de la parole, mais je ne parlerais plus à voix haute que pour supplier, implorer, à voix basse pour prier.

Il fallait marcher longtemps pour sortir de l'hôpital. C'était notre première nuit sans lui. Chaque pas nous éloignait de lui. C'était physiquement insupportable cette impression de l'abandonner sans même lui avoir parlé, sans même lui avoir expliqué ce qui arrivait.

Nous ne savions pas qu'il ne reviendrait pas à la maison. Et pourtant le monde — les bruits, les lumières, les rythmes — nous apparaîtrait très différent. Fait-on d'ailleurs attention au monde qui vous environne en « temps normal » ? Non. On vit dans le flux continu d'une répétition bienheureuse.

La sensation d'une coupure envahira désormais ma perception des êtres et des choses. Coupure à l'intérieur de moi-même, coupures sur la surface de la peau, je n'arrêterai pas de me couper pendant toutes ces semaines, des toutes petites coupures qui suintaient et ne cicatrisaient pas.

Puisque nous ne savions pas la gravité de son état, comment alors expliquer ce sentiment de lourdeur et d'accablement qui s'empara de nous à l'idée de rentrer à la maison sans lui ? On fit des détours. On gara la voiture loin. Il fallait bien monter. Quoi faire de nos corps dans cette ville silencieuse ?

Je me souviens qu'il y avait de la lumière dans la cuisine. J'ai ouvert la porte de la chambre de l'enfant. Au fond, il y avait une minuscule salle de bains où j'avais installé une table pour le changer, le langer, le talquer. Écrasée contre le mur, une baignoire sabot veinée de rouille que je n'avais jamais utilisée. J'ai ouvert le robinet. À mon grand étonnement, l'eau chaude a coulé. La pièce sentait son odeur. J'ai vu des taches d'éosine sur le carrelage blanc. Ce matin, c'était donc ce même matin, j'avais utilisé le flacon et l'avais laissé tomber. J'en avais encore plein les doigts.

Je me suis enfoncée dans le bain. C'était si petit qu'il fallait arrondir le dos et plier les genoux.

Comme un fœtus, j'étais.

Dans mon terrier liquide, je m'enfouissais.

J'étais bien, là, à l'abri en quelque sorte. Dans son odeur. J'habiterais cette baignoire toutes mes nuits, mes fragments de nuit, quand le personnel hospitalier nous foutait à la porte du service gentiment, à trois heures du matin.

On espère toujours. Mais cet état de certitude n'est ni confiant ni calme. On bascule très vite dans un univers de croyance, de magie, voire de sorcellerie. Ce qui arrive est tellement de l'ordre de l'impensable que désormais, dans l'univers symbolique, l'exceptionnel devient la règle.

Je n'ai pas honte de dire que j'ai été consulter une voyante pour lui demander si je pouvais faire des gestes ou prononcer certaines paroles pour le sauver. J'ai même installé un petit autel avec des bougies comme dans les églises d'Auvergne où les familles faisaient brûler des cierges et où mon grand-père m'emmenait en cachette de ma grand-mère, farouche militante de la laïcité, qui se moquait de ces pratiques superstitieuses. J'ai recommencé à prier, moi qui, comme tant d'adolescentes éprises de liberté et nourries de sartrisme mal digéré, avais pris l'habitude d'apostropher Dieu au cours de nuits bien arrosées.

Avons-nous dormi cette première nuit sans lui ? Je n'arrive pas à m'en souvenir. Comme l'ordre du jour et de la nuit, celui de la veille et du sommeil sera aboli.

Au-dessus de nous-mêmes, nous serons, pendant toutes ces semaines, contraints de trouver des forces prodigieuses dans notre désespoir si tonique, drogués que nous étions par cette croyance en l'espoir.

Les deux sœurs Brontë ont voulu nous accompagner le lendemain matin. Nous n'avons pas eu la force de refuser. L'hôpital était fermé. Je veux dire, fermé aux parents. Que manigançaient-ils ? Comment avait-il passé la nuit ? Pourquoi était-il impossible de savoir ? Un chef infirmier hochait la tête sans répondre. J'exigeai de voir le responsable du service. J'ai tenté de monter en haut de la tour par l'ascenseur des brancards. Impossible. Revenez à treize heures.

Toujours la même indifférence à l'angoisse des parents, la même absence de réponse aux questions posées.

Du martèlement de ce silence, je me souviens encore. Il cogne encore quelquefois dans ma tête.

Devant la porte nous attendons. Sans bouger.

À l'hôpital, la capacité des parents à devenir de gros bébés inertes qu'on essaie en vain de sevrer du besoin d'information est sans fin.

Nous avons donc rejoint la cohorte des corps immobiles dans la salle d'attente.

Il n'avait rien ou presque rien. Mais on ne savait pas. Il arrive que les médecins ne sachent pas. En fait, il avait quelque chose qu'on ne nommait pas. Cela pouvait donc être aussi très grave.

Nous devenions fous. S'il n'avait rien, pourquoi ne pas nous le dire et nous le rendre ?

Déjà, cette impression qu'il était emprisonné. Tout à eux, plus à nous. Parce qu'il ne pouvait pas respirer pour le moment tout seul, nous a-t-on répondu. Comment ? Oui, il a besoin d'une machine pour respirer, mais s'il a besoin d'une machine pour respirer, c'est donc que c'est très grave. Peut-être pas, répondaient-ils. On lui a aussi branché une autre machine pour nettoyer. Nettoyer? Nettoyer ses bronchioles qui justement ne lui permettent pas de respirer normalement dans l'immédiat. Cela veut dire qu'il a besoin de deux machines, dit le père au médecin, qui tombe des nues et commence à s'impatienter : Vous n'avez pas compris? Lui, apparemment, ne comprend pas notre étonnement. Mais puisque je viens de vous le dire. Il avait seulement consenti à répondre hâtivement à nos questions, avec l'impatience que manifestent ceux qui veulent vous laisser entendre qu'ils sont en train de perdre leur temps, alors qu'ils ont beaucoup mieux à faire.

Et toujours cette impossibilité de le voir.

Barques échouées sur une grève bretonne. Posters de sous-bois couleur feu. Sans oublier le coucher de soleil sur le Pacifique. Sur le mur les affiches étaient mal punaisées. Tout était faux. Même les fleurs du bouquet.

Dans cette salle, nous avons attendu tout l'après-midi. Une femme avec un masque qu'elle avait descendu sur son cou est venue nous chercher. Suivez-moi, vous allez voir votre fils. Au lieu de monter dans la tour, elle a emprunté un couloir qui nous a conduits, par le sous-sol, dans une autre partie de l'hôpital. Nous ne comprenions rien. Nous n'avons pas osé la questionner. Quand nous sommes remontés au jour, elle a sorti un badge. Elle nous a fait franchir des doubles portes. Puis avec un autre badge nous avons ouvert la porte d'un service. À l'entrée, de chaque côté, une pièce pour se déshabiller. Un jeune infirmier habillé tout de blanc avec une calotte sur la tête m'a donné une blouse, un chapeau, des chaussons, le masque. Je me souviens du tissu sur ma peau. Aussi de la difficulté de l'attacher toute seule dans le dos, quand on est aussi maladroite que moi.

Deux doubles portes encore.

Des cosmonautes débutants. Nous glissions sur le carrelage, c'était pathétique.

Deux ours patauds qui n'avaient toujours pas compris.

RÉANIMATION

Comme un fanal, les yeux dans la nuit, grands ouverts.

Les yeux secs tout au long du calvaire.

Orbites. C'est ainsi qu'on nomme la trouée des yeux dans le corps. Pour voir quoi ?

Ils n'avaient donc pas prononcé le mot... Les parents, sans doute, sont incapables d'entendre et, plus encore, de comprendre. Mais le silence, ici, est une forme de mépris. Pire, il décuple l'angoisse, alimente toutes les frayeurs. Si les médecins ne vous disent rien, c'est que c'est encore plus grave que ce que vous pouviez imaginer.

Dans cet hôpital, s'ils possédaient les gestes, les médecins avaient perdu l'usage de la parole. Aux infirmiers, ils parlaient. Au changement de service, à l'équipe de relève, ils expliquaient. C'était toujours à leurs pairs que les mots s'adressaient. Même à la jeune femme blonde qui venait, bénévolement, une fois par semaine, roucouler avec les enfants, ils donnaient un peu de temps.

C'était un grand bateau échoué dans un vaste ensemble fissuré de toutes parts. Les femmes de salle avaient beau frotter les vitres et javelliser le carrelage, dans le couloir donnant sur les cellules, le bâtiment suintait l'humidité, une humidité grasse qui vous écœurait. Un après-midi, j'ai même vu la mousse pousser entre deux fissures.

Ils faisaient ce qu'ils pouvaient. Jamais je n'aurais l'ingratitude de leur adresser le moindre reproche. Ils mobilisaient toute leur énergie. Ils colloquaient entre eux sur le cas de notre fils. Ils avaient décidé pour lui, sans nous, de le fixer dans un lit, de le brancher sur deux machines, de lui mettre dans le nez un tuyau et dans chaque bras une perfusion.

Ils avaient harnaché l'enfant pour un voyage dont il ne devait pas revenir.

Ils avaient même, sans nous prévenir, coupé l'enfant de nous. Plus jamais le prendre dans mes bras. Plus jamais la tête contre l'oreille gauche, la bouche qui embrasse. Plus jamais nous deux ventre contre ventre, et les pieds qui battent de bonheur dans le vide.

Tout cela était nécessaire, crucial même. Comment ne pas le reconnaître ? Mais pourquoi n'avoir rien dit, rien expliqué ? Ne pas nous avoir fait partager les doutes et les espoirs dont dépendait le sort de notre fils ?

La chute dans le vide, voilà ce qui nous était réservé.

Le couloir était très long. Dehors, une épaisse haie de marronniers créait une atmosphère verdâtre, comme la couleur d'un étang après l'orage. L'infirmière nous a demandé de la suivre. De chaque côté des cages de verre très allumées, et puis un bruit, un bruit qui reste dans la mémoire et qui obsède, un bruit étrange, presque humain, un bruit répétitif, celui du martèlement de certaines machines et du halètement d'autres engins.

C'était la salle des machines.

De tout petits corps et d'énormes machines bleues et grises.

Je suis entrée la première dans la cage de verre. Une bande de sparadrap divisait son visage. Il regardait devant lui fixement, comme s'il était fasciné par une couleur, une lumière. Il avait l'air bien, très bien même. Son visage était reposé. De lui, se dégageait une sorte de calme, de force. Tout de suite je l'ai compris. Il avait décidé de se battre et il faudrait compter sur lui pour emporter la mise. Les médecins disent souvent — quand on n'est pas leur patient — que le désir de vivre compte pour beaucoup dans l'issue de la lutte. Cela paraît sans doute stupide de l'avouer, j'ai alors éprouvé pour lui un sentiment d'admiration. Peut-on admirer un petit enfant qui apprend à marcher et qui ne sait que gazouiller ? Pour conserver cette énergie qui ne lui fera jamais défaut, il avait décidé de s'isoler : des médecins, du corps médical, mais aussi de nous. Il était seul. Je l'ai tout de suite senti. Quand je me suis approchée pour l'embrasser, il n'a pas détourné son regard. Étais-je devenue, derrière mon masque, et sous mon chapeau, une infirmière de plus ? Sans doute. J'ai pris sa main. On nous a tendu à chacun un tabouret. De chaque côté de cet immense lit où il était sanglé, nous l'avons veillé jusqu'à l'arrivée de la nuit.

Ils sont venus vers dix heures du soir. Ils : un groupe de jeunes gens qui prenait sa garde. L'interne nous a expliqué gentiment que les visites s'arrêtaient réglementairement à huit heures du soir. Nous avions déjà eu — comment oublier son expression — deux heures de grâce. J'étais dans un état d'imploration. Je le demeurerais pendant toutes ces semaines. Je devais faire pitié. Il a cédé.

Cette impression magique, cette croyance absolue qu'être à côté de l'enfant le protège de la mort me poursuivra jusqu'à la fin. Plus tard, en parlant avec des parents dans la même situation, j'apprendrai que nous avons tous vécu dans cette communion du corps à corps, dans cette présence partagée qui empêche le surgissement de l'irréparable. Lui, nous ensemble. Dehors les machines, dehors les médecins. Pour lui les médecins et les machines, mais pas le cercle de vie nourricière.

Ils nous ont mis à la porte à deux heures du matin. La nuit s'annonçait calme dans le service. L'interne voulait s'allonger. Et toujours, à chaque pas, cette sensation physique de l'abandonner, de le laisser être la proie des maléfices.

Quand on descend si bas dans les entrailles de la terre, l'obscurité n'est pas uniforme. On s'habitue au noir. On entend de nouveau les ricanements qui hantaient les cauchemars d'enfant.

On rêve les yeux ouverts. On voit des diables rouges avec des casquettes d'or qui dansent sans s'arrêter, des singes au grand pénis qui se masturbent sur des troncs d'arbre.

On ne dort plus, mais on n'est pas fatigué. On se sent même physiquement très fort. On pourrait courir sans s'arrêter jusqu'à l'hôpital, voler l'enfant et repartir à toute vitesse en le cachant entre ses bras, dans cette ville où il fait si chaud.

Dans l'appartement, on ne fermait jamais les lumières. On partait pour l'hôpital après avoir téléphoné sans cesse pour savoir comment s'était passée la nuit. Ils ne nous donnaient jamais le feu vert pour arriver plus tôt.

Nous étions devenus des mendiants. Nous outre-passions les règles. Par pitié, ils nous laissaient passer. Au début nous réagissions comme des soldats disciplinés. Le masque, la calotte, la blouse, les chaussons. Très vite nous avons appris à tricher. Comment enlever le masque dans le dos de l'infirmière pour s'approcher de l'enfant, nez contre nez, bouche contre bouche, lèvres sur ses yeux ? Et, dans l'éclat de ses yeux, une expression d'amusement. De joie peut-être ? Branché, perfusé, attaché comme un petit christ en croix, il ne pouvait sourire.

Nous le trouvions toujours les yeux ouverts. Nous étions sûrs qu'il nous attendait. Aujourd'hui encore, je crois que nous avions raison.

Il n'était plus à nous, mais quand nous prenions possession de cet espace où on était cloué — bulle d'intimité — et où on reconstituait des fragments de celui qui fut nôtre avant la catastrophe, nous avions l'impression que quelque chose se recomposait autour de son lit tout au long de la journée. Nous apportions notre odeur dans cet univers qui sent l'alcool transparent. Notre peau contre la sienne. Une main chacun. Nous faisions le guet à tour de rôle pour savoir quand le terrain était libre. Je posais délicatement ma tête sur son ventre. J'entendais sous sa peau des circulations. De la vie, donc. Malgré tous ces tuyaux et l'immobilité forcée, au-delà des apparences, à l'intérieur de lui, tout continuait. Cela me rassurait.

Les médecins ne voulaient toujours rien nous dire. À nous de construire notre système d'hypothèses.

Derrière la vitre d'une échoppe abandonnée, à Venise, quelqu'un a scotché du papier kraft. Une lumière reste allumée nuit et jour. Le soir, le passant éprouve l'impression étrange que la lumière lutte contre la matérialité de ce papier épais.

Un sentiment d'opacité, voilà peut-être.

Des lutteurs qui montrent leurs muscles avant la bagarre en se pavanant, comme dans les foires d'antan. Mais les médecins ne nous répondaient pas. Le combat n'avait jamais eu lieu.

Poumons brûlés, alvéoles pulmonaires atteintes. Chaque jour nous quémandions des informations à tous ceux qui fréquentaient l'espace machinique où luttait l'enfant.

C'est un technicien qui venait vérifier l'aiguille de la machine à respirer qui nous l'a dit : Votre

fils perd chaque jour de son autonomie respiratoire. Regardez l'oscillomètre. Il a commencé
pourtant bas. Maintenant, il a franchi le cap des
cinquante pour cent. J'ai demandé ce qui se
passerait en cas de panne de la machine. Il ne
nous a pas répondu. Nous avons compris que
notre fils s'épuisait. Que, loin de reconquérir ce
qui lui avait été ôté peut-être temporairement,
il ne pourrait plus revenir à son état d'avant
l'accident.

Il n'a jamais lâché prise.

On ne le dira jamais assez. Les enfants, aussi,
peuvent être courageux. Quelquefois plus que des
adultes. Les tout petits enfants possèdent une
force morale que personne n'a pu leur transmettre
et qui peut leur permettre de faire face à l'adver-
sité la plus redoutable.

J'ai apporté un petit linge, un petit bout de couche déchirée qu'il aimait téter avant de s'endormir. Je l'ai posé en cachette sous son oreiller. J'y ai veillé comme à un trésor de guerre. Avant de repartir, j'ai vu que l'infirmière de nuit était cette vieille dame si gaie avec qui j'aimais échanger quelques mots avant le service. Je lui ai demandé que ce petit doudou reste sous l'oreiller comme un talisman. Elle a accepté.

Le lendemain, une autre infirmière s'est empressée de le jeter.

C'était un monde où tout ce qui n'était pas utile pour le malade ne devait pas exister. Je sais, les services de réanimation pédiatrique ne sont pas des pouponnières, des greniers à jouets, des réservoirs d'objets transitionnels, des Disneyland d'urgence. Heureusement, les choses ont changé depuis. Les médecins ont accepté d'écouter des psychologues, des psychanalystes, des parents aussi. J'ai pu constater que, dans le service de réanimation pédiatrique de l'hôpital Robert-

Debré, chaque enfant a sa chambre et non sa cage ouverte, et que les parents ont le droit d'apporter des jouets, des couvertures, des photographies.

C'était un hôpital où les médecins préféraient ne rien dire plutôt que d'exprimer leurs inquiétudes sur le devenir médical d'un patient dont ils ne comprenaient pas l'origine du mal et qui les étonnait par sa farouche volonté de ne pas continuer à descendre dans l'abîme de la vie artificielle.

Leur désarroi n'avait pas droit de cité. Silence et langue de bois étaient là pour y veiller.

Pourtant il leur est arrivé de prononcer des mots, des mots qui font mal, et qu'on ne peut oublier.

Une nuit comme une autre, alors que nous rentrions place de la République, j'entends, à la sortie de l'ascenseur, la sonnerie du téléphone derrière la porte. Qui pouvait bien appeler à deux heures du matin ? Nous vivions en autarcie et avions coupé tous liens avec le monde extérieur, à l'exception de la famille la plus proche. Nous étions hors d'atteinte. Hors du monde.

C'était le médecin de garde. Venez vite, disait-il. Venez, si vous voulez assister à la mort de votre fils. Je n'ai rien compris. Je lui ai fait répéter. Nous venions de le quitter. La journée avait été calme et la machine à respirer n'avait pas augmenté son débit. Il a répété : « Venez vite », avant de raccrocher.

Je ne me souviens plus du tout de ce que j'ai ressenti et comment nous avons fait pour traverser la ville en sens inverse. Nous n'avons pas parlé, non. De toute façon, nous ne parlions plus ou si peu. Nous regardions notre fils et nous nous regardions. L'usage des yeux l'emportait sur celui de la parole. Je crois que j'étais calme. Je n'ai jamais cru que mon fils puisse mourir. Ni la première fois — car il y en eut d'autres — ni cette autre fois où son cœur s'arrêtera de battre.

J'avais raison. L'infirmière est venue tranquillement nous ouvrir le sas. Sur son visage ne se lisait aucune anxiété. Tout va bien. Venez voir. Il dort comme un ange. De quel cauchemar étions-nous tirés? Où était ce médecin qui nous avait appelés il y a moins d'une demi-heure ? Votre fils a eu une grave attaque cardiaque. Le médecin pensait que son cœur allait lâcher. Il est parti se reposer.

Cette nuit-là, nous avons eu droit — pour la première fois — de ne pas quitter le service. Dans la petite cuisine, l'infirmière avait installé deux chaises.

Dans le café en face de l'hôpital, j'ai entendu des bribes de conversation entre deux internes. Ils parlaient de paradis artificiels, de moyens mécaniques d'insuffler de l'air, d'un produit qu'ils injectaient par piqûre pour que la répétition des coups de la machine ne soit pas trop douloureuse, d'un équilibre toujours difficile à tenir.

J'ai pensé à son regard toujours calme, à ce léger sourire qui ne le quittait guère quand il était éveillé. Je l'avais interprété, depuis le début de l'hospitalisation, comme sa manière à lui de réagir, apparemment nonchalante, mais témoignant d'une détermination à vivre et d'une force morale peu commune. Je ne vais pas vous montrer à quel point je souffre, je capte toute mon énergie pour lutter contre une mer dont le ressac ne cesse de m'emporter au loin contre ma volonté.

Les enfants, les petits enfants aussi, possèdent le sens de l'humour, disposent très vite de cette force qu'est l'ironie, cette salutaire mise à distance du monde…

Ce que j'avais pris pour une attitude morale n'était-il que la conséquence des drogues qu'on lui administrait ? Mon fils en était-il là ? Cette question est restée dans ma tête, lancinante, jusqu'au bout. Je n'ai pas osé la formuler. Était-ce seulement de ma compétence de la poser ? Je n'étais plus dans mon territoire. Ils faisaient ce qu'ils pouvaient. Je n'avais pas de comptes à leur demander, d'explications à exiger. Il leur appartenait. Nous leur avions cédé. Ils décidaient de tout, à commencer par ce qui entrait dans son corps : air artificiel, liquides nourriciers, médicaments liquides. Il était à eux.

Pourquoi ne nous avoir rien dit ?

Pourquoi ne nous avez-vous pas questionnés ?
ont-ils répondu, quand je suis revenue, un an
après, poser ces questions désormais inutiles.

Parce que je n'en avais pas la force.
Parce que les mots, alors, ne servaient pas à
cela.
Parce que des mots, tous ces jours, nous n'en
prononcions que très peu.
Parce que l'angoisse rend muet.
Parce que, aussi, nous n'avions pas envie de
savoir.
Nous ne voulions pas de leur vérité.

Chaque nuit de passée était une nuit de gagnée.
Sur le temps, bien sûr, mais également sur le corps

médical, qui ne croyait plus pouvoir le sauver. Ils ne nous ont rien dit à cette période-là, mais, au cours d'un changement de service, j'avais pu comprendre que, d'un protocole de recherche qu'ils avaient auparavant appliqué, ils en étaient venus à l'entretien d'un état stable non évolutif, comme ils disaient, mais grave, sévère.

D'un espoir hypothétique, nous sommes passés à la croyance forcenée en une survie miraculeuse.

Il a envie de vivre, répétais-je. Sans cela il aurait abandonné depuis longtemps la partie. Le plus dur était passé. Il ne peut plus abdiquer. Il sait que nous sommes là.

Dans ce tissu matriciel, formé par nos regards et nos mains sur les siennes, nous l'avions enveloppé. Nous faisions le dos rond, penchés sur lui. Derrière, dans le couloir, ça s'agitait, sarabande incessante dans l'accomplissement de tâches vitales. Ils faisaient comme si nous n'étions pas là. Mais nous non plus nous n'étions pas avec eux. Nous étions avec l'enfant. Nos souffles le réchauffaient comme ceux de la vache et de l'âne qui avaient sauvé le petit Jésus transi de froid.

Nous étions des boxeurs ivres de fatigue, pas échauffés pour le ring où nous devions livrer un combat dont nous ne connaissions pas les règles.

Une autre fois, ils ont téléphoné. Quand ils parlaient, c'était pour dire des choses fausses. Des choses qui auraient pu être vraies, mais qui se sont révélées fausses.

Il y avait un message sur le répondeur téléphonique ; ils avaient donc appelé alors que nous venions juste de quitter l'hôpital. De nouveau, c'était urgent. Le médecin de garde nous a demandé où nous habitions. Je me souviens qu'il a exprimé la crainte que nous n'arrivions trop tard.

Mais pourquoi dire ces choses ? Pour se défausser, pour transférer son inquiétude, se débarrasser du poids du malheur ?

Le cœur des parents bat à se rompre. Les poumons se déchirent dans un bruit de soie qu'on découpe.

Nous sommes arrivés au moment où le réanimateur, venu d'un autre service avec une machine, faisait à notre fils une manipulation respiratoire violente en comprimant fortement chaque poumon. Trois infirmières entouraient son lit. Une lumière crue tombait de la cage de verre. Ils avaient illuminé tout l'étage. Il a tourné son regard quand je me suis approchée. Je suis sûre qu'il m'a reconnue. J'avais, délibérément, oublié le masque. Tous ceux qui l'entouraient le portaient. J'ai compris — là encore personne n'a rien dit — que l'alerte était terminée. Le médecin a débranché sa machine. Avant de partir, il s'est penché sur mon fils et, très doucement, comme une vieille femme expérimentée qui connaît les plaisirs du corps, il l'a massé en suivant le dessin des côtes, puis il est remonté vers les bras, le cou. Chaque geste de lui m'apaisait. J'avais l'impression que, de ce corps malmené pour survivre, on s'occupait enfin. Ce que l'enfant expirait, ce n'étaient pas seulement les miasmes provoqués par la machine, mais sans doute beaucoup d'angoisse dont, enfin, il pouvait se délivrer. Il a terminé par les mains qu'il a caressées longuement. C'était comme un salut de reconnaissance. Un message d'encouragement aussi… Chapeau bas d'un vieux routier de la catastrophe devant la détermination silencieuse d'un tout petit.

Nous avions pris nos habitudes. Trajets à la machine à café. Quand le corps, trop immobilisé, se bloquait, petites séances, tête entre les cuisses, dans la salle d'attente. Déambulations dans le couloir. Cet immense hôpital était devenu notre ville. Nous y avions nos trajets, nos rites, nos parcours.

Un jour, sans y prendre garde, j'ai changé de couloir. Le nouveau était identique à celui que j'empruntais pour rejoindre mon fils mais il était désert ou presque. Pas de néon, pas de bruit de machine. L'hôpital était vétuste. Des services entiers étaient fermés depuis le début de l'été. J'ai pensé que cet étage n'était plus en état de fonctionnement depuis longtemps. J'avais hâte de quitter cet endroit où je sentais des présences invisibles. Qui avait vécu là ? Qui en était reparti ? La pluie d'été a éclaté. Une odeur d'humus s'est engouffrée par le vasistas. J'étais là, l'intruse, dans ce hangar d'âmes, engluée dans une terreur de l'interdit. Que m'étais-je permis ?

La petite fille était là, assise sur son lit de fer. Ses bras étaient sanglés, l'extrémité de ses pieds aussi. Une perfusion coulait dans ses veines. Un petit Mickey tout abîmé était coincé entre les barreaux. J'ai voulu m'approcher d'elle. Elle a souri.

Je lui ai parlé. Elle ne répondait pas. J'ai pris sa main. Elle a souri de nouveau. Une infirmière est venue changer la poche de plastique. «Cette petite fille ne nous a jamais parlé. Elle est arrivée de Tananarive il y a trois ans. Sans parents, sans famille pour l'accompagner. En urgence sanitaire. Personne n'est jamais venu lui rendre visite. L'hôpital a fait des recherches. Le nom, sur la fiche, a été identifié. On a retrouvé un homme qui a dit qu'il n'avait jamais eu de fille. À l'hôpital on pense qu'il a préféré mentir pour ne pas payer les frais d'hospitalisation. La petite fille dessine. C'est sa seule activité. Des cercles seulement. Nous sommes trois infirmières à l'avoir adoptée. Puisque ses parents ne voulaient pas la reconnaître, nous lui avons donné un nom, Alicante, c'est joli, non?»

Je me place dans la zone sombre. Pourquoi écrire aujourd'hui alors que chacun tente d'oublier, de ne pas dire ? Parce que le temps ne fait rien à l'affaire, n'efface aucune blessure. Parce que la souffrance peut aussi devenir une morale. Parce que la douleur n'est pas une compagne, mais une ennemie sans fierté qui tente toujours de vous séduire par le bas.

Vivre avec la mort de l'enfant. Ne plus la cacher. Ne pas l'exhiber non plus. Comment trouver la mesure ?

Stupéfaction des gens qui me connaissent quand quelqu'un me demande combien j'ai d'enfants. Certains osent. Ils disent : mais il y en a un de trop. Avoir, au temps présent. Mon fils mort est le frère de mes enfants vivants.

Au renouvellement du passeport, ils ont enlevé le nom de mon fils mort. L'employé du commissariat, après avoir vu la date de sa naissance et de sa mort, a écrit sur le passeport usagé, en face de son prénom : DCD. Sur le nouveau — geste délibéré ou oubli — il ne l'a pas reporté. Comme d'habitude, je n'ai rien dit.

Après la mort de mon fils, je pensais que la mort viendrait me chercher à mon tour, que je ne pourrais m'y soustraire.

Je n'en aurais jamais fini d'expier d'être vivante, moi qui ai donné la vie à un être qui a été, lui, privé de la vie.

Dès l'accident, je m'en suis sentie coupable. Il m'a fallu du temps pour oser l'avouer, et, comme aujourd'hui, le revendiquer.

Nous avions vu que des camions stationnaient de plus en plus fréquemment dans la cour de l'hôpital. Dans le hall, j'avais observé des hommes en blouse emporter du matériel médical ; barres de fer verticales, sachets de plastique renforcé, tensiomètres. Ils empilaient tout pêle-mêle, sans attention particulière. J'ai surpris des conversations entre infirmières qui parlaient de vacances prolongées. Brouhaha extérieur. Le planning et la destination des vacances des autres m'étaient bien étrangers. J'aurais dû prêter plus d'attention aux sourires gênés de l'interne qui tentait de nous parler, à la secrétaire qui me redemandait mes papiers de sécurité sociale. Il se tramait quelque chose que nous ignorions, mais nous percevions des effets de déséquilibre léger dans l'économie générale de l'hôpital. Une atmosphère nouvelle s'installait.

En fait, ils étaient tous en partance.

Ils ne pensaient même qu'à cela : partir.

Tous ceux qui travaillaient comptaient les jours.

Quand nous sommes arrivés à la fin de la matinée, ils nous l'ont dit, comme ça, brutalement : l'hôpital va fermer. On s'en va. On cherche un endroit pour votre fils.

Jamais je n'aurais pensé qu'un hôpital puisse fermer. C'était pour l'été, paraît-il. L'administration en profiterait pour faire des travaux, ont-ils ajouté.

Même si ce lieu représentait pour nous la coulée quotidienne dans le malheur, même si cette cage de verre était devenue le périmètre de son calvaire, au fil des jours, nous avions repoussé la crainte quasi définitivement.

De cet hôpital où la parole de ceux qui sont censés savoir et dire la vérité avait annoncé le pire, il ne pouvait plus rien advenir. La mort avait été repoussée, peut-être à tout jamais.

Pourquoi notre enfant pourrait-il mourir, alors que, deux fois, il avait démenti ce que les médecins avaient prédit ?

Cet hôpital n'était donc plus pour nous son lieu de survie mais son lieu de vie. Nous savions qu'il fallait attendre. Notre fils avait besoin de temps pour reconstituer ses forces.

C'est dans ce temps immobile et assez calme de l'apprentissage de la patience qu'ils sont venus nous cueillir.

J'ai repoussé l'idée. Branché, notre fils était branché à plusieurs machines, qui chacune lui permettait de vivre. Le ballet délicat et attentionné des techniciens et des infirmiers à les régler, les harmoniser, ne pouvait que me persuader du danger encouru par la rupture.

Sa vie ne tenait qu'à un fil. Le fil était alimenté en permanence. Comment continuer le flux de la vie en interrompant le lien ?

Là aussi je n'ai pas posé de question. Ils devaient savoir. Il fallait leur faire confiance. D'ailleurs, comment faire autrement ?

Mais la gêne qu'ils manifestaient à évoquer son transfert ainsi que la difficulté à lui trouver une place ne faisaient qu'augmenter mon angoisse.

Chaque jour, je voyais, dans la cour en bas, des ambulances emporter des malades, soit sur des brancards, soit soutenus par des infirmiers, des vieux, des jeunes, mais tous des adultes.

J'ai appris que le service de réanimation pédiatrique serait le dernier à fermer. Nous avons vécu, en effet, quelques jours dans un hôpital déserté. Plus de gardien, plus de barrière, plus de sas, plus d'explications à donner.

Puis le service même s'est ralenti. Les enfants partaient vers des hôpitaux de la périphérie.

Lui seul ne partait pas. Il n'était même pas sur liste d'attente. Je voyais bien que cela posait un problème. Je me suis mise à rêver d'une hypothèse : une équipe resterait ici pour le soigner. Nous tous installés à l'étage.

Ils sont arrivés triomphants. Ils sont venus à trois dans la cage de verre pour nous annoncer la bonne nouvelle. Vous aurez des motards. Je leur ai fait répéter. Des motards. Ils étaient tout fiers d'avoir obtenu des motards.

Nous fûmes les derniers à quitter l'hôpital. Notre fils fut transporté allongé avec son armada de machines, de son lit à un brancard, du brancard au Samu. La porte arrière du Samu s'ouvrait directement sur le couloir des urgences de l'hôpital. J'avais espéré qu'il sorte à l'air libre. J'avais prié pour qu'il puisse voir le bleu du ciel.

Ils ont hésité et puis, finalement, ils ont dit non. Je n'ai pas eu le droit de monter. C'est mieux ainsi, a dit le père. Nous avions le droit, par contre, comme ils ont dit, de faire partie du « cortège ». Drôle de cortège réduit à notre voiture et aux quatre motards. Généralement, on emploie ce mot pour désigner une file de voitures enrubannées, occupées par les amis, une procession gaie, bruyante. Pendant tout le trajet, la sirène du Samu se redoublait de celle des motards. Ce mugissement n'a jamais cessé durant ce parcours qui me parut une éternité. Encore aujourd'hui, je ne peux plus entendre les sirènes du Samu sans que la peur ne revienne. Il y a deux ans, j'ai croisé un cortège identique sur un grand boulevard de la ville. Même dispositif. Ce Samu aussi était pédiatrique. Reconnaissable entre tous. La voiture des parents derrière. J'ai dû m'arrêter tellement la tête me tournait.

Pour les protagonistes du drame, le temps semble suspendu. Bien sûr la vie continue. Nous ne pouvons faire l'économie du présent. Il nous arrivait même d'espérer l'avenir en y croyant. Mais nous — cette communauté désignée par le destin pour endurer la plus grande des injustices — nous, cette tribu silencieuse et honteuse, sommes toujours écorchés vifs. Les blessures de nos mémoires sont toujours béantes. Quoi que nous fassions.

Comment une mère pourrait-elle vivre de manière insouciante ?

Je ne savais pas où était le nouvel hôpital. Nous nous sommes éloignés du centre de la ville. J'ai craint le grand complexe hospitalier loin de tout. La ville m'apparaissait protectrice. Je ne voulais pas qu'il soit coupé du flux des choses, même si, par définition, il n'en savait plus rien.

Nous avons franchi un pont au-dessus d'une ligne de chemin de fer que cachait un cimetière. Nous avons longé les grilles d'un très grand jardin. Nous avons obliqué. Les sirènes se sont tues. Nous entrions dans le dernier royaume.

La ville — car c'était une ville-hôpital avec ses règles, ses codes, ses rythmes — était chaleureuse. Il y régnait une atmosphère bon enfant. Ici pas de tour centrale, pas de couloirs interminables. Des bâtiments d'un étage, éparpillés dans un grand parc. Tout était à hauteur d'homme. Des allées d'arbres, des vieux pavés, des fleurs sauvages. Il faisait bon entrer dans ce lieu dérobé aux regards où la saleté poisseuse de cet été interminable ne semblait pas s'insinuer.

Le bâtiment de réanimation pédiatrique était situé juste à l'entrée. Devant poussaient deux cerisiers. Des pépiements d'oiseaux nous accueillirent. Nous nous sommes sentis tout de suite bien dans ce lieu, comme rassérénés. Nous pouvions marcher, sortir à l'air libre, puis revenir au chevet de notre fils, dans un même élan, dans un même temps. Nous n'étions pas coupés du monde comme dans l'autre hôpital où tout était haut, froid, inaccessible.

Ici, tout participait, apparemment en tout cas, de la normalité des choses. On se parlait, on se rencontrait, on se côtoyait sans pour autant donner à l'étranger l'impression qu'on exécute des tâches ingrates, obscures et inutiles.

Ici, on semblait porté vers un unique projet : la vie.

Ici, une équipe entière, dirigée par un professeur admirable, unissait ses efforts, chaque jour, chaque nuit, pour sauver des vies d'enfants.

Ici, on était accueilli, considéré.

Les parents étaient des partenaires actifs d'une histoire commune où tout se partageait.

Je me souviens que, lorsque je sortais du service, je reprenais des forces en regardant le ciel. À Paris, l'été, il n'est pas bleu. Le premier jour, il soufflait un vent mauvais. Un moineau s'accrochait vaillamment à une branche du cerisier. Il m'a dit : Notre fils est comme ce petit oiseau, il lutte et il s'en sortira, demain l'orage sera passé.

Nous étions, de fait, de nouveau confiants, et forts de la certitude que nous passerions peut-être l'été dans cet hôpital, mais que nous en partirions tous les trois.

Nous étions des campeurs de passage, mal élevés. On tolérait de nous ce qui était interdit par le règlement de l'établissement : venir le matin assister aux soins, rester toute la nuit si le désir nous en prenait, téléphoner au professeur à toute heure. Jamais un mot désagréable, un signe d'impatience. Toujours la même gentillesse, la même compétence, la même élégance.

Notre corps se redressait. Nos yeux étaient moins bouffis. Nous retrouvions la force de parler aux autres. On appelait la famille. On leur disait que tout allait mieux, que le pire était derrière nous, qu'il allait s'en sortir, que tout ce qui s'était passé ne serait, bientôt, plus qu'un mauvais souvenir. Que de phrases peut-on prononcer, répéter en toute bonne foi quand, de toutes ses forces, on prend son désir pour une réalité. Tout devient vrai parce qu'on le dit.

Les raisons d'espérer nous avaient été données par l'ensemble du service. Nous ne rêvions pas. Notre fils allait mieux. Il témoignait d'une force de résistance remarquable, nous avait dit le professeur. Il a même pris un peu de poids, avait-il ajouté, ce qui prouvait — puisqu'il était alimenté par perfusion — que son organisme non seulement se défendait mais devenait offensif. Nous sommes dans un temps suspendu, avait encore commenté le professeur. Personne ne peut vous dire aujourd'hui — c'était le deuxième jour — combien de temps nous mettrons pour le sauver.

Le professeur avait dit sauver. Cela nous suffisait.

Nous resterons trois semaines, bercés par nos illusions, dans un état d'hébétude hallucinée, persuadés que le cauchemar était terminé, que nous vivions dans un temps en devenir et que nous pouvions former des projets d'avenir.

Avec le recul, aujourd'hui, je ne comprends toujours pas pareil aveuglement. J'ai honte d'avoir pu à ce point me cacher la vérité. Dans quel état d'inconscience me suis-je enfoncée ? La folie de mon désir ne l'a-t-il pas empêché de puiser en moi les forces nécessaires, au moment où il en avait le plus besoin ?

Nous étions si forts, si persuadés de vaincre que nous avons inventé les scénarios les plus invraisemblables. Puisqu'il nous devenait impossible de comprendre ce qui était arrivé à notre fils, les causes scientifiques du mal étant passées par profits et pertes, nous avons imaginé des hypothèses qui pourraient, si elles devenaient des explications, accélérer la guérison.

Oui, nous voulions aller vite pour l'emporter avec nous.

Lui, d'ailleurs, le demandait. Quand j'arrivais le matin, il me disait bonjour avec ses yeux. Son regard qui, dans l'autre hôpital, ne se détournait pas était devenu mobile. Nous parlions en nous regardant. Il me faisait même comprendre qu'il allait fermer les yeux pour faire un petit somme. Avec les yeux, je communiquais avec lui. Avec les mains aussi.

C'est la jeune femme qui le gardait le jour de l'accident qui a lâché pour la première fois le mot. Quand je lui ai raconté que les médecins ne pouvaient apporter d'explication, elle n'a pas tardé à donner la sienne. C'était le mauvais œil.

Je suis alors partie dans un étrange voyage qui m'a menée de Barbès à Belleville. J'ai écouté les prédictions de vieux sages à la parole lente, de longs discours de faux sorciers au bagout impressionnant. Je suis allée dans leurs cabinets où s'entassaient des animaux empaillés, des reproductions de divinités. J'ai bu leurs liqueurs, caressé leurs statues, répété leurs prières. Je sortais de ces séances épuisée, les jambes flageolantes, morte de honte. Honte de croire à de tels expédients, de m'être prêtée à ces pseudo-rituels. Honte d'avoir feint d'adhérer à ces Afriques fantômes de l'exil dans les mains de charlatans parodiant, pour mieux les piller et les exploiter, les coutumes de tous ces exilés qui vivaient ici sans repères, loin de la solidarité du clan, du village, de la famille. Des femmes, surtout, fréquentaient ce genre d'officines. Elles venaient habillées de leurs plus beaux atours — plusieurs boubous brodés — accompagnées d'une ribambelle d'enfants qu'elles laissaient dans les petites salles d'attente où je patientais quelquefois longtemps. Pour me remonter, ceux qui se nommaient les « docteurs qui soignent tout » me donnaient du bétel, qui me montait au cœur et me faisait les mâchoires rouge sang. J'étais prête à mordre quiconque aurait osé se moquer de moi. De toute façon, personne ne savait. Il a fallu, chez l'un d'entre eux, apporter un vêtement de l'enfant ; chez un autre, raconter mon enfance, décrire mes voisins, donner de l'argent, toujours plus d'argent. L'« homme qui guérit tout » s'est prosterné plusieurs fois sur un tapis béni à La Mecque en revêtant une djellaba blanche. Il m'a demandé à deux reprises de boire une liqueur transparente, puis de fermer les yeux. Il m'a donné un tissu et m'a ordonné de le mettre dans la chambre du bébé, sous l'oreiller. Je me suis exécutée. Une autre fois, il a sacrifié un poulet devant moi en lui tranchant le cou. Puis, il a laissé couler le sang dans une cuvette en plastique, qu'il avait disposée au milieu d'un cercle de fleurs rouges. J'ai tout accepté sans sourciller, mise en confiance par ces propos rassurants de l'« homme qui guérit tout » au vu d'une photographie : « Il est fort, ton fils. La mort n'est pas là pour lui maintenant. »

Le jour où il a accusé la nounou de lui avoir jeté un sort, je suis partie en interrompant la séance. J'ai regagné l'hôpital, lourde de culpabilité, malheureuse d'avoir pu croire à des mystifications capables de déchaîner la haine.

La coupable, l'unique responsable du calvaire qu'endurait mon enfant, c'était moi. Ni les médecins les plus compétents ni les sorciers les plus expérimentés n'y pouvaient rien. Coupable de ne pas avoir été là, à ses côtés, au moment où son souffle est devenu irrégulier et où l'harmonie fonctionnelle de son corps s'est perturbée.

L'interne nous a convoqués dans son petit bureau dans l'aile administrative du service. Devant le cas médical que représentait notre fils, il avait besoin de connaître notre position. L'autoriserons-nous à communiquer son dossier médical à des spécialistes des enfants en long séjour de réanimation, établis en Amérique du Nord et en Inde ? Tout de suite, sans même nous consulter, nous avons accepté. À cette occasion, nous avons appris qu'à travers le monde une sorte d'internationale de chirurgiens pédiatres travaillait par fax sans discontinuer sur des cas rarissimes. Le centre, en Europe, était animé par le professeur qui dirigeait le service où se trouvait notre fils. Lui aussi avait demandé à nous parler le lendemain.

Il se déplaçait lentement dans l'espace. Ses gestes relevaient presque de l'esthétique des exercices de tai-chi. Je l'avais observé à la dérobée lors de ses visites avec son équipe. D'abord — et c'est le seul que j'ai vu se comporter ainsi — il exigeait d'entrer seul dans la chambre du malade. Il s'approchait de l'enfant, lui prenait la main, lui caressait le visage... Avant de vérifier les machines, il le regardait et lui parlait. Seulement alors il permettait à son équipe de venir autour de lui.

Il était tout petit et très précautionneux de ses mouvements. Son adjoint était un grand type dégingandé qui s'agitait beaucoup. À eux deux, ils formaient un couple étrange, très soudé, respectueux l'un de l'autre, que les infirmières, les femmes de salle, l'ensemble du personnel soignant admiraient beaucoup. Non seulement dans son service mais — je l'ai su après — dans tout l'hôpital.

Il nous a reçus dans son bureau, mot pompeux pour désigner une sorte de réduit où étaient scotchés, sur des claustras en fer, des photos de petits enfants mais aussi des cartes postales, la tour Eiffel illuminée et une plage des Bahamas au soleil couchant. Pendant qu'il parlait — et il parlait tout doucement, nous répétant ce que nous savions déjà : qu'il n'était pas question de faire un pronostic ni d'établir un calendrier — je regardais ses mains, ses mains si délicates, des mains d'enfant presque qui se serraient entre elles inlassablement sans qu'il le sût. On aurait dit qu'elles esquissaient des mouvements de prière. J'ai compris que cet entretien, alors que nous étions si aguerris par ces semaines d'épreuves, était plus difficile pour lui que pour nous.

Notre fils continuait à bien se porter. Non seulement il prenait du poids régulièrement, mais des marbrures violet clair, celles qui marquent le corps des enfants en bonne santé quand ils sortent en riant de la mer glacée, apparaissaient sur ses jambes et ses bras. Signe de bonne santé, confirma en souriant l'infirmière de jour. Il réagit mieux, il est sensible à ma présence, ajouta-t-elle. Cela aussi nous le savions. Nous avions réussi, sans doute grâce à la complicité de toutes celles et de tous ceux qui l'accompagnaient, à faire de cette chambre son espace intime. Nous lui rendions visite et il nous attendait. Malgré les lumières artificielles qui tombaient sur lui tout le temps — lumières imposées par la surveillance constante des machines — il donnait désormais l'impression de comprendre le rythme du jour et de la nuit. Le jour, il parlait par les yeux. À la nuit tombée, il les fermait.

J'ai installé un écran magique au chevet du lit. J'ai entortillé la queue du Marsupilami sur le côté gauche. L'interne de garde, réputé sévère, a souri. Petit à petit des objets de la maison — jouets, gants de toilette, parfums — sont entrés à l'hôpital. J'ai même apporté un drap, moins rêche que le tissu à l'odeur de Javel sur lequel il reposait.

La vie, de tous côtés, s'adoucissait.

Fausse route.

Il nous avait dit qu'on nommait ainsi ce qui était arrivé à notre fils. Il expliquait, il décrivait le circuit normal et le dysfonctionnement fatal, il parlait d'inondation, de brûlures, d'enveloppe alvéolaire blessée, il parlait, il parlait et moi je n'écoutais pas, je ne voulais pas comprendre, engluée que j'étais dans cette expression : fausse route.

Cette expression, à la fois d'une banalité désolante et d'une forte résonance symbolique, ne sera plus jamais utilisée par eux.

À la mort de notre fils, sur son dossier médical qu'on fermera, étaient inscrits ces mots : mort subite.

Nous nous sommes habitués aux machines. À leur bruit, aux signaux lumineux qu'elles émettaient, aux signes qu'elles produisaient, à la cadence de leur souffle. Celle qui permettait d'entrer de l'air mécaniquement dans les poumons produisait un bruit presque humain.

De la couleur verte, je me souviens. Elle était rassurante et indiquait que tout allait bien. Si elle virait au rouge plus de quelques secondes, il fallait prévenir l'infirmière.

Ces oscillations du rythme cardiaque qui s'imprimaient de manière sinusoïdale sur ce papier délicat, je ne les oublierai pas.

Le bruit que faisaient ces poches de plastique transparent remplies d'un liquide, lui aussi transparent, quand elles se vidaient, nous faisait sursauter.

Quand rien ne bougeait ni ne s'allumait, c'était grave. Quand les machines se manifestaient trop — lumières, stridences —, c'était très grave. Entre les deux, il fallait naviguer, prisonniers de cet environnement sonore et sensoriel qui nous tenait dans un état de tension permanente, guetteurs immobiles, les muscles bandés, les nerfs à vif, comme si notre surveillance impitoyable pouvait faire reculer le mal.

Un matin, j'ai acheté un pantalon bleu, taille dix-huit mois. Je l'ai apporté à l'hôpital. Ils m'ont laissé l'habiller. À moitié vêtu, il avait un peu plus l'air d'être des nôtres. Comme prêt à partir.

L'autre soir, en rentrant de l'hôpital, sur la bande FM, ce morceau de Janis Joplin qui éclate et m'emplit les poumons d'une force sauvage.

Le soir, en rentrant, j'ai délaissé, sans même m'en rendre compte, le rite du recroquevillement dans la baignoire. Je m'installe dans le lit avec des couvertures — malgré l'été, je tremble de froid — et je lis. Des livres que je connais par cœur. Un ami, aujourd'hui disparu, m'avait expliqué un jour qu'il ne lisait plus que les auteurs qu'il connaissait et qu'il se refusait à ouvrir les nouveautés. De ce rabâchage questionnant, il ressentait une forte exaltation. Je comprends ses raisons.

Branle-bas de combat dans le service dès notre arrivée. Le professeur veut nous parler.

J'ai le cœur qui bat dès qu'on interrompt le cours « normal » des choses. À ses côtés, son adjoint qui finit d'agrafer des clichés avec des chiffres ; d'autres avec des statistiques, d'autres encore, avec des courbes. Tous ces documents portent le prénom de notre fils et sont datés. Quelquefois l'heure même est mentionnée.

Je tremble.

De sa voix si douce, le professeur commence à parler en nous regardant droit dans les yeux. Il ne nous fait état ni de chiffres ni de diagnostic, ni de capacité respiratoire ni de tissu alvéolaire. Il nous demande si nous sommes des marcheurs. Nous mettons du temps à comprendre. Il prend ensuite une feuille de papier et dessine une montagne avec les deux versants. Il trace une croix presque au sommet de la face ascendante. Il dit que nous sommes là, nous les marcheurs, tous ensemble unis. Nous avons presque gagné. Il insiste sur le presque. Grâce à la résistance de votre fils et à notre nouveau traitement, l'enfant a récupéré un peu d'autonomie. Depuis trois jours, nous avons pu baisser l'aide de la machine sans conséquences néfastes. C'est un travail fin, délicat, difficile. Mais nous sommes presque au sommet. Après, il faudra descendre tout doucement, sans crier victoire. Nous commencerons alors la phase de sevrage. Nous entrerons ensuite dans une autre histoire où vous devrez faire l'apprentissage de la patience sans plus avoir à vous inquiéter de possibles retours en arrière.

Presque. Le sommet est à portée de main, je vous l'affirme. Il esquisse un sourire. Mais n'oublions pas les risques d'éboulis. Il nous serre la main, longuement, avant de nous accompagner au chevet de l'enfant.

De cette parole si confiante, nous ne parlerons pas entre nous, tant nous sentions, sans aucun savoir médical, ce qu'il venait de nous apprendre. Aujourd'hui, je me demande comment et pourquoi les parents ressentent intuitivement, au plus profond d'eux-mêmes, l'état de leur enfant, avant qu'on leur assène la vérité médicale.

Pourquoi ai-je tellement répété ces paroles bienfaisantes ? Je ne m'en lassais pas. Je m'en saoulais. À la famille, aux amis j'ai fait croire que nous avions franchi une étape décisive, que les médecins étaient, pour la première fois, optimistes. J'ai oublié le presque. Sciemment. Je me disais qu'il ne parlerait pas ainsi s'il n'était pas sûr de le guérir. J'ai oublié aussi que les médecins — et particulièrement ceux qui étaient avec nous — ont besoin de croire et, comme tout un chacun, vivent d'espoir.

Une petite fille est sortie le lendemain. Les infirmiers avaient organisé une fête. Elle a reçu des cadeaux comme si c'était son anniversaire. Le chef de service a apporté un mange-disque. Nous avons écouté des comptines en buvant du jus de pomme. C'était étrange. Tout le monde était habillé en bleu, la couleur de la blouse du service, même la petite fille. Assise sur les genoux de son père, elle avait été débranchée des machines mais pas de la perfusion qui l'empêchait de bouger. Elle quittait le service de réanimation pour entrer dans le service pédiatrique. On pouvait donc en sortir. On a été chercher un lit roulant. Les parents sont partis avec elle. Elle se retournait, au risque de perdre l'équilibre, pour nous faire de grands gestes de la main. J'ai pensé que cette petite fille avait beaucoup de chance de voir, ne serait-ce que quelques secondes, la couleur du ciel.

Nous nous sommes installés dans la torpeur des choses. Nous répétions les mêmes gestes, accomplissions les mêmes rituels. Nous avions pris nos habitudes. Un tabouret de chaque côté du lit. Nous avons noué des relations amicales avec certaines personnes avec qui nous bavardions à la prise de service. Les journées nous paraissaient courtes. On nous priait de sortir de la pièce pour les soins. Une fois j'ai demandé à rester. Pendant qu'un technicien nettoyait la machine, un kinésithérapeute venait faire respirer mon fils. De nombreuses fois, je me suis demandé : s'il pouvait respirer sans l'aide de la machine pendant plus d'un quart d'heure, pourquoi n'essayait-on pas de le sevrer progressivement ? Les médecins ne lui faisaient-ils pas assez confiance ? N'y avait-il pas là une mise en sommeil du processus de guérison ? Jamais je n'ai osé formuler ces questions à voix haute.

Le kinésithérapeute me serra la main, une énorme main avec des poils. Les fils de la machine avaient été retirés. Je voyais le haut du corps de mon fils enfin lisse, libre. J'ai pu l'asseoir, le prendre dans mes bras pour la première fois depuis l'accident. Il m'a demandé très gentiment de lui céder la place. J'étais fière et heureuse de constater qu'il respirait tout seul, sans difficulté et sans affolement. Il ne manifestait aucune gêne apparente. Souvent, avec cette maudite machine, il m'arrivait de penser que, si elle s'arrêtait, il se retrouverait comme un poisson échoué sur le sable.

Il l'a allongé sur le dos, a enduit son ventre, ses bras d'une huile qui sentait bon. L'enfant se détendait, bougeait son cou en signe de satisfaction. Il lui a souri. De ses grosses mains, il a appuyé violemment sur les côtes, lui faisant, mécaniquement, redresser la tête. Il soufflait. De lui sortaient aussi des râles. C'était manifeste, il souffrait. J'ai demandé au kinésithérapeute d'interrompre. Tout en continuant l'exercice, il m'a fait signe de sortir. Quand l'infirmière est venue me chercher, la machine avait repris son emprise. L'enfant était de nouveau harnaché.

Quand j'ai répété ces mots : fausse route, quelqu'un m'a raconté l'histoire de cette dame âgée, très chic, qui, au cours d'un déjeuner mondain, l'hiver dernier, a fait une fausse route devant l'assistance. Quand elle est arrivée à l'hôpital, il était trop tard. Mais elle était très âgée et très fatiguée, a précisé mon interlocutrice, devant mon air effrayé.

Ce matin-là, après les soins, l'infirmière de jour a voulu me parler. Elle venait d'apprendre qu'elle attendait son premier enfant. Elle avait souhaité en parler au professeur. Elle lui avait raconté ses cauchemars, ses appréhensions, cette angoisse qui la tenaillait. Il lui avait conseillé de changer d'affectation. C'était la troisième future mère de l'équipe soignante qui quittait le service cette année. Elle pleurait, elle s'excusait, elle disait qu'elle aimait tellement Rémi, qu'il allait s'en sortir, qu'elle viendrait lui rendre visite. Je lui disais ma sympathie et combien je comprenais sa décision, tout en réalisant qu'elle ne serait plus là demain, elle qui, tous les matins, était la présence rassurante qui nous disait comment notre enfant avait passé la nuit.

Je pleurais avec elle.

L'adjoint du professeur nous a annoncé des bonnes nouvelles d'Amérique. Une greffe allait être tentée sur un enfant du même âge. Les premiers jours se sont bien déroulés. Des fax arrivent sans cesse au secrétariat médical, du Canada, d'Inde, concernant notre fils. Chaque jour, des analyses nouvelles nous parviennent.

Nous sommes bien. Nous vivons avec notre fils, par notre fils, pour notre fils. Le temps semble immobile. Il est notre allié. Encore un jour de gagné. Dans la vacation des choses, nous éprouvons la quasi-certitude que nous sommes au-delà. Nous oserions presque apostropher le destin. Notre inconvenance : nous placer non plus dans l'ère de l'espoir, mais dans celle de la guérison.

Les grands enfants ont eu une autorisation de visite. Ils sont venus pleins d'appréhension et de désir. Ils n'ont pas eu le droit de franchir sa porte, juste de l'apercevoir de loin. J'ai bien vu qu'ils étaient saisis d'effroi de le voir ainsi, gisant au milieu de toutes ces machines, cloué sur son lit de fer. Et moi je leur parlais, je commentais, j'expliquais comme si je détenais une parcelle de vérité. J'ai compris aussi, devant l'épouvante de leur regard, que je ne voyais plus ce qui s'offrait à moi, mais que j'avais construit depuis des semaines une niche abstraite et mensongère, que j'avais négocié au prix de petits arrangements avec la cruauté. Dans la voiture, lorsque nous les avons raccompagnés, personne n'a prononcé un mot.

Cette nuit-là, de nouveau, je n'ai pas dormi.

Nous ne formions plus de projets de vacances. L'été serait long. Une vieille dame coiffée d'un foulard m'a tendu sur le marché un Gepetto rouge, en me disant que c'était un porte-bonheur. Je ne sais pourquoi, elle n'a pas voulu que je la paie. Je te le donne. Je te le donne. Elle se mettait en colère. J'emporte ce cadeau précieux dans la chambre de mon fils.

Nous avons constaté une surveillance médicale plus intense autour de lui. Un médecin est venu d'un autre service avec des instruments. Il l'a ausculté, et est reparti sans rien dire. Nous avons ressenti un changement de régime dans le cycle des soins, impalpable, indicible. Mais comme personne ne venait nous informer, nous avons mis ces changements sur le compte de notre crédulité, pour ne pas nous aveugler.

Ils ne savaient pas ce qui se passait, donc ils n'ont rien dit. Il ne pouvait pas en être autrement.

Le professeur, lors de ses visites, nous parlait toujours avec cette intensité et cette humanité qui le caractérisaient, mais il n'évoquait plus ni montagne, ni sommet, ni pente ascendante. Nous, nous restions muets, emprisonnés dans un monde illusoire où, si on ne nous disait rien, c'est qu'il ne se passait rien. Rien de grave. Nous nous sommes contentés de ce silence dans le cheminement des jours.

Entre nous aussi, nous parlions de nouveau de moins en moins.

L'infirmière enceinte avait été remplacée par une merveilleuse dame amène qui me plaignait beaucoup et trouvait que j'étais très fatiguée. Je n'aimais pas cette façon qu'elle avait de vouloir, sous prétexte de repos, me renvoyer chez moi.

L'adjoint au professeur nous a convoqués pour nous dire qu'une greffe des poumons serait tentée demain sur un enfant atteint du même mal.

Je suis arrivée essoufflée, un peu en retard. Je n'ai pas remarqué tout de suite deux hommes en bleu en train de changer la machine. J'ai dû devenir toute blanche car l'infirmière m'a fait m'asseoir et a pris mon pouls. Mon fils, les yeux grands ouverts, n'a pas perdu une miette de ce remue-ménage. Laconiquement, l'un des deux hommes, avant de repartir, s'est contenté de dire que l'enfant avait besoin de cette nouvelle machine. Encore une fois, je n'ai rien dit. À chacun son rôle. Je n'ai pas cherché à en savoir plus. Peut-être pour ne pas avoir de nouvelles raisons d'envisager le pire.

Le petit garçon au poumon greffé avait succombé à l'opération. Dans la chambre, les deux machines respiratoires faisaient un vrombissement permanent. Les courbes accrochées au mur ne cessaient de monter. Étrangement cela ne nous inquiétait pas. Notre fils dormait de plus en plus. L'infirmière avait expliqué que la violence imposée par les machines avait conduit à l'augmentation du cocktail de sédatifs.

Il avait l'air heureux. Nous vivions ensemble.

De nouveau, le professeur a voulu nous voir. Il ne comprenait pas. Notre fils avait perdu, ces der-

niers jours, ce qu'il avait eu tant de mal à reconquérir. Ils avaient été mis dans l'obligation d'augmenter l'artificiel. Une autre machine allait être
testée.

Nous sommes retournés auprès de notre fils. Il
dormait. De lui, se dégageait une impression de
calme, de sérénité.

L'après-midi, au moment de la visite, je me suis
adressée une nouvelle fois au professeur. À quand
le sevrage ? C'est à ce moment-là qu'il m'a dit que
nous étions redescendus tout en bas de la montagne.

Pourquoi n'avons-nous rien compris ? Car nous n'avons rien compris à la suite des événements. Tout était en ordre. Notre fils grandissait, grossissait. Nous vivions les yeux dans les yeux. Pendant quelques jours le ballet des machines s'est intensifié. J'ai osé demander à un technicien la signification des pics, des courbes. Jamais je n'aurais dû. J'ai, depuis, passé mon temps les yeux fixés sur les bandes lumineuses, interprétant chaque changement comme une évolution, comme un signal d'alarme. Mais toujours bouche cousue.

Deux jours plus tard, l'adjoint du professeur nous a dit que celui-ci voulait nous parler. C'était solennel, sa manière de nous le demander. Nous l'avons attendu sans impatience, sans inquiétude non plus. J'étais comme endormie. Je savais que mon fils était soigné par des gens aux qualités humaines et professionnelles exemplaires. Cela me suffisait.

Le professeur nous a proposé de réfléchir à l'hypothèse d'une opération poumons-cœur. Une opération qui comportait de très grands risques. L'enfant peut vivre, mais sous une tente, à l'hôpital, avec une assistance respiratoire permanente. Une opération semblable s'était déroulée trois jours auparavant, en Angleterre. Nous avons refusé tout net, immédiatement, sans prendre le temps de la réflexion. Il n'y avait même pas à en parler.

J'aurais dû comprendre. Nous n'étions plus dans le même cycle des choses. Les médecins ne se situaient plus dans le même registre. Ils ne le soignaient plus. Ils continuaient les soins. En fait, ils attendaient.

De moins en moins de visites d'infirmiers, de moins en moins de vérifications techniques, cette lente décélération dans le rythme des soins aurait dû nous alerter. Il n'en sera rien. Tous deux nous le réchauffions. Respirer avec lui, sur son rythme, c'était cela notre affaire. Participer activement à ce mouvement si naturel qu'on l'oublie et fût-il, comme chez ce petit enfant, devenu artificiel, douloureux et bruyant : voilà à quoi nous passions notre temps. Toujours cette incantation magique, cette croyance que l'être-ensemble protège, défie le destin.

Je ne me souviens plus combien de jours nous avons passés ainsi. Je me souviens seulement qu'aucun signe de malaise, aucune trace de souffrance n'est venue marquer son visage. Il nous attendait. Chaque fois. Ses ongles avaient poussé. En cachette de l'infirmière — je ne savais pas si j'avais le droit, mais je n'avais pas envie de demander — je les lui ai coupés. Sa grand-mère nous a envoyé, par colis postal, une boîte à musique, que nous avons installée sur sa table de nuit.

Infans.

Le samedi matin, les parents avaient le droit de venir plus tôt. Le professeur s'est arrêté dans la chambre de notre fils. Il l'a contemplé longuement, avec amour et même admiration. Je savais qu'il appréciait sa manière de lutter. Un grand professeur peut éprouver de la considération pour un petit enfant. Curieusement il n'a pas tâté son pouls, n'a pas vérifié les courbes des machines. Il l'a embrassé et nous a proposé de le suivre dans son bureau, il nous a fait asseoir, nous a demandé de poser nos mains sur la table de fer. Il a pris nos quatre mains qu'il a enveloppées dans les siennes. Puis il a levé les yeux et, le regard embué de larmes, nous a annoncé que c'était fini.

Comme une mouche qui se cogne contre la glace sale. Dans le dehors du monde, je tente de m'évader. Dans la cage des poumons, l'ombre interne déploie, victorieuse, ses maléfices.

J'ai demandé au professeur s'il accepterait d'arrêter les machines. Il a accepté. Il m'a dit que notre fils pourrait s'endormir tout doucement, sans souffrir. Il l'a promis. Nous sommes entrés dans sa chambre. J'ai le souvenir de ce rayon de soleil qui traversait le couloir, du silence dans le service, d'un oiseau qui n'arrêtait pas de chanter. Notre fils dormait déjà. Nous lui avons tenu la main. Moi je priais. Long moment empreint de douceur, de respect. Une communion des âmes ? Le professeur s'est levé, a mis les mains sur ses yeux. Une heure plus tard il nous a fait sortir par une porte dérobée.

Nous sommes allés chercher notre fils à l'hôpital avec le fourgon deux jours plus tard. Pendant
ces deux jours et ces deux nuits — mais il n'y
avait plus ni jours ni nuits — nous avons erré dans
la ville en fête.

Pétards, feux d'artifice, lampions, bals popu-
laires. Désormais sans but ni destination, sur fond
de liesse du quatorze juillet nous n'arrivions pas
à échapper au courant qui nous aspirait.

Nous étions à la porte de l'hôpital et nous ne
voulions plus rentrer dans l'appartement qui

n'était déjà plus notre maison. Nous devenions des vagabonds chassés par la douleur.

Vivre après… Car il y a une suite après la fin…

Vivre après, avec la force de son amour, intacte par-delà les jours, et qui nous amène à vouloir parler, même s'il n'y a pas de mots — chacun en fait l'expérience — capables de dire la séparation, l'absence, le manque qui vous déchire.

Vivre après, dans l'espace abandonné par la mort qui, elle, ne fait jamais défaut, ne vous laisse plus en paix, a vite fait de vous murmurer, à sa façon, un *À ce soir* qui résonne comme une menace.

Vivre après, quand le voile de l'inquiétude obscurcit la lumière du jour.

DU MÊME AUTEUR

Aux Éditions Gallimard

MARGUERITE DURAS, 1998. Prix Femina de l'Essai 1998 (Folio, n° 3417).

À CE SOIR, 2001 (Folio, n° 3795).

Chez d'autres éditeurs

À L'AUBE DU FÉMINISME. LES PREMIÈRES JOURNA-LISTES, *Payot*, 1979.

SECRETS D'ALCÔVE : UNE HISTOIRE DU COUPLE DE 1830 À 1930, *Hachette littérature*, 1983 ; réédition *Complexe*, 1990.

L'AMOUR À L'ARSENIC : HISTOIRE DE MARIE LAFARGE, *Denoël*, 1986.

LA VIE QUOTIDIENNE DANS LES MAISONS CLOSES DE 1830 À 1930, *Hachette*, 1990 (Médiation Pluriel, 2002).

LES FEMMES POLITIQUES, *Seuil*, 1994.

L'ANNÉE DES ADIEUX, *Flammarion*, 1995 ; réédition *J'ai lu*, 1996.

AVANT QUE LA NUIT NE VIENNE. Entretiens avec le Général de Bénouville, *Grasset*, 2002.

En collaboration :

MISÉRABLE ET GLORIEUSE. LA FEMME AU XIXe SIÈCLE (sous la direction de Jean-Paul Aron), *Fayard*, 1981.

AVIGNON : 40 ANS DE FESTIVAL (avec Alain Veinstein), *Hachette*, 1987.

Composition Bussière.
Impression Novoprint
à Barcelone, le 16 décembre 2002.
Dépôt légal : décembre 2002.
ISBN 2-07-042685-8./Imprimé en Espagne.

120493